普通高等教育体育教育(应用型)专业系列教材

水中运动康复

上海体育学院体育教育训练学院　组编

科学出版社

北京

内 容 简 介

本教材是普通高等教育体育教育(应用型)专业系列教材之一,内容遵从"特色与质量并重,学科建设与人才培养相互促进"的发展方针。教材共有十个章节,分为理论与实践两个部分。理论部分主要介绍了水中康复训练的基本内容和组织流程;实践部分主要介绍了水中康复训练的方法,并针对不同疾病的患病人群和中老年人群给出了训练建议。

本教材适合体育教育专业、运动训练专业、运动康复专业、社会体育指导与管理专业的学生使用。

图书在版编目(CIP)数据

水中运动康复训练 / 上海体育学院体育教育训练学院组编. —北京:科学出版社,2023.3
普通高等教育体育教育(应用型)专业系列教材
ISBN 978 - 7 - 03 - 074796 - 9

Ⅰ. ①水… Ⅱ. ①上… Ⅲ. ①运动疗法-康复训练-高等学校-教材 Ⅳ. ①R454

中国国家版本馆 CIP 数据核字(2023)第 020401 号

责任编辑:张佳仪/责任校对:谭宏宇
责任印制:黄晓鸣/封面设计:殷 靓

科学出版社 出版
北京东黄城根北街 16 号
邮政编码:100717
http://www.sciencep.com

南京文脉图文设计制作有限公司排版
广东虎彩云印刷有限公司印刷
科学出版社发行 各地新华书店经销

*

2023 年 3 月第 一 版 开本:B5(720×1000)
2025 年 3 月第二次印刷 印张:7 1/4
字数:130 000
定价:**60.00 元**
(如有印装质量问题,我社负责调换)

《水中运动康复训练》编写组

主 编

黄 卫　　潘黎君　　王雪强

编 委

（按姓氏笔画排序）

于 荣　　尤玉清　　陈秋龙

邵 雷　　季丽萍　　侯秀文

姜 影　　索 鹏　　郭叶舟

前　言

　　水中运动康复训练是一种充分利用水的自然特性和运动学、生理生化等基础知识，以缩短康复治疗期，改善患者身体结构和功能、活动及参与能力为目的的水中训练方法。

　　目前，国外的水中运动康复经历了几十年的发展已经初具规模。很多运动员在运动损伤之后都会前往休斯敦进行康复治疗，他们的康复方案中均加入了水中训练的内容，且取得了不错的疗效。姚明在左腿骨折后进行了水中慢跑练习加以辅助；易建联在比赛中右膝内侧副韧带扭伤，其康复训练计划加入了水中慢跑、水中投篮等练习；刘翔跟腱损伤后进行水中跑步、水中健身操等练习，康复情况良好。

　　在我国，水中健身操、水中减肥、水中娱乐等项目在社会上受到了广泛的关注，但目前水中运动康复的发展还处于初级阶段。水中运动康复在教学、科研和消费市场上都有广阔的前景。一则，许多体育院校开设了水中运动康复的课程，并且深受广大学生的欢迎；二则，在一些康复领域的全国性学术会议上，也常有研究者就水中运动康复的研究进行汇报与交流；三则，社会上建立了众多水疗的场所，对于具备水中运动康复实践能力的人员需求旺盛。

　　作为特色课程之一的"水中运动与康复"是上海市教委重点课程建设项目。在课程建设过程中，各位教师根据课程特点与专家意见，重新梳理了课程结构，经过反复锤炼，最终确立了比较完善的课程体系和理论框架，并完成相关讲义。在同类院校中，形成了鲜明的教学特色。据了解，其他院校尽管已开设此类课程，如"游泳与康复"，但未有专门的教材，导致教学效果不理想。在此背景下，编者们一致认为应编写一本适用于运动训练专业、体育教育专业、运动康复专业学生的水中运动康复类教材，这对人才培养、课程建设以及推广水中运动康复极为必要。

　　水中运动与康复是一门体育学专业与康复学专业交叉的课程，学生不仅需要掌握水中运动训练的内容和方法，还需要掌握康复评定的基础知识。如果只有运动训练专业教师或者康复专业教师一方编写教材并讲授课程,难免会有所偏失。为解决该问题,游泳教学团队与运动康复团队针对该课程开展了多方面的合作。例如,前期已针对慢性腰痛及膝关节炎患者设计了个性化的水中运动康复训练方案,并进行长期干预和随访,均取得了良好的疗效,获得了患者的一致好评。

编者在广泛而深入地阅读了国内外水中运动康复的书籍以及研究资料的基础上,将最新的教改成果和科研成果融入教材中。本教材强调基础、实用、前沿,并且通过图文结合的形式帮助学生学习理解。

本教材由上海体育学院黄卫担任主编,编写分工为:黄卫和潘黎君主要负责制订时间、频率、强度适当的水中运动康复方案;上海上体伤骨科医院院长王雪强负责疾病的分级与诊断,水中运动康复的适应证和禁忌证、康复疗效的评估,水中运动康复的风险监控等。同时,邀请东方医院主任医师崔芳及长征医院健康管理科主任张璐定医生对医学方面的内容进行把关。参加本书编写的还有上海体育学院游泳教研室郭叶舟、季丽萍,复旦大学体育教学部尤玉青,普陀区体育局陈秋龙,滨州医学院康复医学院姜影,东华大学体育部侯秀文,首都体育学院于荣,山东体育学院索鹏以及青浦实验中学邵雷。上海体育学院赵丹、陈小雪、赵博阳、刘一凡、王亦凡、李正豪、张茜宁、周洋、陈艺心参与图片拍摄和整理等工作。图片拍摄地点为上海体育学院游泳池和上海水韵健康管理咨询有限公司水中运动康复训练中心。

本教材在编写过程中得到了上海体育学院的大力支持,同时也得到了社会同行的帮助,在此表示真诚的感谢!这是第一本适用于运动训练专业学生的水中运动康复类教材,具有开创性,作为培养具备水中运动康复技能人才的专业教材,希望能为我国水中运动康复的发展和群众体育事业添砖加瓦。但我们深知还有许多不足的地方,期盼使用本教科书的广大师生提出宝贵意见。我们将集思广益,不断完善本教材!

编 者

2022 年 9 月

目　录

第一章

绪 论

学习目标 •••

● 能够简述水中运动康复的起源与发展概况。
● 初步认识水中运动康复基本技法。
● 初步了解水的物理特性以及水中训练对健康的促进作用。

第一节 水中运动康复概述

一、水中运动康复介绍

康复医学起源于第一次世界大战,在第二次世界大战后得到发展。康复医学的任务是使用各种有利于功能恢复的医护和训练手段,促进患者的身体、精神和社会功能全面康复,重返社会。

康复医学领域的治疗方法主要有物理疗法、运动疗法、音乐疗法、心理疗法等。水中运动康复属于运动疗法的一个分支。

随着社会的发展,水中运动康复训练的场所、器械、方法与手段等都有了较大的变化与发展。参与水中运动康复训练的普通人群越来越多。起初,水中运动治疗主要针对两类人群:一是由骨或关节疾病导致的行走不便的人群,其康复原理主要是利用水的浮力和阻力减轻关节负荷,提高肌肉力量,促进功能恢复;二是患有慢性呼吸道疾病的人群,水中运动康复作为辅助治疗手段,可以提高呼吸肌群机能。相较于陆地训练,水环境中潮湿的空气不易诱发由运动引起的不良反应。

目前,国内外关于水中运动康复的研究越来越多,相关数据表明,水中运动康复对肩膀酸痛、落枕、肌腱炎、坐骨神经疼痛、腰椎间盘突出、退化性关节炎、僵直性脊椎炎、脊椎侧弯、肌筋膜疼痛综合征等均有缓解作用。

近年来,许多运动员在运动损伤之后,都会选择水中运动康复训练来治疗伤病,保持基础体能水平。因为,继续选择陆上训练可能会加重运动损伤,导致运动寿命减短;而停止训练,体能水平会快速下降,最终将难以恢复至良好的竞技状态。水中运动康复则可以平衡这个问题。

二、水中运动康复的起源与发展

自古以来,世界各地的人们就相信"水可以预防、治疗疾病"。埃及、印度和中国古代就有用水浸浴的记载。古希腊、希伯来、古罗马、基督教和伊斯兰教文化中也有水疗的记载。据相关文献记载,公元前 2400 年,古印第安人用水治疗疾病。公元前 460 年～公元前 370 年,西方医学之父希波克拉底使用温泉水来治疗与肌肉、骨骼相关的疾病。18 世纪 90 年代开始,人们从被动地进行水中沐浴转为主动参与水中运动。1911 年,查尔斯·勒罗伊洛曼用水盆治疗痉挛和脑瘫患者。1921 年,西蒙·巴鲁克出版著作《水疗原理与实践》,建立了美国水疗的医学标准。1924 年,勒罗伊·哈伯德创建了哈伯特槽(蝶形浴槽),并接待了罗斯福(后成为美国总统)。20 世纪 30 年代,关于疗养、矿泉浴、水疗的研究与文章大量出现。1933 年,在纽约萨拉托加温泉建立了西蒙·巴鲁克水疗研究所,进行相关研究和出版专业期刊。1937 年,查尔斯·勒罗伊洛曼出版了著作《水中体操:实际应用研究》,书中详细介绍了各种水疗方法。1944 年,在英国伦敦郊外建立了第一所采用水中运动作为医疗康复手段的治疗中心。20 世纪 50 年代,美国脑瘫基金会支持改造游泳池和查尔斯·勒罗伊洛曼的水中体操,对脊髓灰质炎患者推荐采用水池或水槽进行治疗。1962 年,成立了美国医用水疗与气候学会。20 世纪 60 年代,水疗基础研究取得 2 项重大进展:水环境被视为是适应太空失重的最佳替代物,在水中进行训练或者治疗,有着陆地运动不可替代的优势;人体在水中浸浴是模拟中央体液扩张的最好方法,此后出现了大量对于浸入的生理效应的基础科学研究,如心血管血流动力学的研究。20 世纪 80 年代中期以后,随着康复医学的发展,加之人们保健意识逐渐增强,水疗康复价值被不断发现。

水的浮力能减低关节所承受的压力,水的阻力随肢体移动的速度而改变。由于水疗的这些独特优点,欧美国家许多医院的康复中心都设有水疗室,水中运动康复在国外也较为普及,但在国内是一种较为新兴的康复疗法。为推动水中健身活动在全国范围内开展,中国游泳协会于 2001 年举办了第一届全国水中健身教员培训。目前,水中健身教员的队伍正在逐步扩大,并活跃在全国各地的水中健身场所。但是,大家的关注点主要集中在水中健身操、水中减肥、水中娱乐等方面,而水中运动康复受场地、资金、师资等问题的限制还没有得到广大民众的关注。

三、水中运动康复技法介绍

(一) Halliwick 技术

Halliwick 理念是由工程师兼业余游泳教练、英国皇家勋章获得者詹姆斯·麦克米兰(James McMillan)于 1950 年首次提出来的,提出这个理念的初衷是为了让所有人都能在水中活动,并最终能在水中独立地进行一些运动如游泳,尤其针对那些身体有残疾或有运动能力障碍的儿童。现代 Halliwick 理念主要包括十点程序(The Ten-Point-Programme)和水中特殊治疗(water specific therapy,WST)两大系统。前者主要以教授游泳技能为主(娱乐性取向),后者是在前者的基础上针对身体缺陷和功能障碍拓展的高级课程(疗法取向)。两者在实践应用过程中可以相辅相成,相互补充。

(二) Ai chi 技术

1993 年,日本横滨水中动力研究所人员骏康(Jun Konno)开发了 Ai chi 技术。Ai chi 是一种基于中国太极元素的水中训练的康复疗法。Ai chi 技术可以帮助练习者提高平衡力,缓解肢体僵硬和疼痛,其主要治疗目标是预防跌倒。练习时重视呼吸调整,听从内心感受和放松。通常情况下,练习者站立时,水面刚好与剑突齐平,呼吸技术搭配着轻柔的动作,缓慢而延续地运动。在训练过程中,根据不同的训练目的,水中康复师应对动作进行筛选,制订出符合训练目的、有针对性的治疗计划。既可以是小组课,一对一地治疗,也可以是练习者单独练习。这个技术在临床上得到了广泛的使用。Jun Konno 授权位于瑞士的国际水疗基金会拥有"临床 Ai chi"这一术语的使用权。

(三) 巴德拉格茨环治疗技术

巴德拉格茨环治疗技术(Bad Ragaz Ring Method,BRRM)采用的是一种强化和动态抗阻的运动模式。最初由瑞士巴德拉格茨地区的物理治疗师研究开发。20 世纪 30 年代,德国医生努普费尔(Knupfer)把这个运动模式运用于水疗。20 世纪中期,美国神经生理学家赫尔曼·卡巴特(Herman Kabat)和助手又把本体促进技术(本体感神经肌肉促进技术,proprioceptive neuromuscular facilitation,PNF)融入其中。康复教练员手动为练习者提供阻力和稳定的基础,帮助练习者提高肌肉力量。BRRM 适用于一对一的治疗,不适合水中团体力量训练。

（四）WATSU 水中技法

WATSU（水和指压按摩的组合词）是在 35 ℃左右水温下进行的一种传统水疗。该技术最初由加利福尼亚州哈滨温泉的哈罗德·道尔在日式指压按摩（Shiatsu massage）的基础上发展而来。它结合了肌筋膜拉伸、关节松动、按摩和指压按摩的元素，用于解决身体和精神问题。其原理是当人体在水中浸泡时，静水压力会影响液体分布、新陈代谢和呼吸，配合治疗师的按摩以及对练习者身体施加的轻柔牵引，以调动关节和伸展肌筋膜结构。

常用的水中放松技术还包括 Jahara 疗法，该疗法主要通过在温水中进行缓慢、连续、反复循环的运动来调节机体功能和心理状态，从而使人进入身心放松状态，常用于压力管理、创伤应激恢复、心理康复等领域。

第二节 ｜ 水的物理特性与健康的关系

一、浮力与健康

根据阿基米德原理，将浮力定义为：浸在液体中的物体所受到的向上的力，其大小相当于该物体静止状态所排开的液体重量。在水中，人们会感觉身体很轻，伴有失重感，这就是因为受到浮力的影响。随着水深的变化，浮力对人体的影响也相应变化。入水越深，人体的负重比例就越小，当水深在膝关节以下时，人体负重仍是 100%。水深到腰部时，人体负重只有 50%～60%，腿部肌肉会比较轻松，但是为了维持身体在水中的平衡，此时腰腹部肌肉会起主要作用。

根据不同的训练目标，选择合适的水深，采取合理的训练手段，可以提高不同肌群的肌肉力量。此外，游泳时人体呈水平姿势，头部、四肢与心脏在同一水平面，血液循环处于水平横向流动状态。运动时上下肢血液分配差别相对较小，血液回流较为容易，有利于调节全身血液环境，促进健康。

二、水压与健康

压力是指垂直作用于物体表面的力。单位面积上受到的压力称为压强。液体内部向任何方向都有压力。同一深度，向各个方向的压强相等。水深每增加 1 米，每平方厘米体表面积所受到的压强就要增加 0.1 个标准大气压（1 个标准大气压 = 1.013×10^5 帕）。

水压会限制肺的扩张运动,人体在齐胸深的水中呼吸时,克服的压力远比陆上大得多,使得呼气和吸气时都要比陆上花费更多的力量。因此,呼吸肌群能够得到锻炼。水压增加了血液循环的外周阻力,导致心脏血流输出量要维持一定水平时,必须克服水的压力和微血管遇冷收缩后变窄的双重压力,故经常参加水中锻炼的人,心脏体积呈运动性增大,心肌收缩有力,安静心率减慢,每搏输出量增加,血管壁增厚,弹性增强,使心血管系统的效率得到提高。人在水中站立时,下半身受到的压力比上半身更大。下半身的血液更容易回流到静脉血管,对小腿肌肉疲劳的恢复也能起到一定作用。

三、阻力与健康

水的黏滞性和水的密度是人体在水中运动时能产生阻力的根源。流体均具有黏滞性,它产生于分子间相互吸引作用,在流体力学中称为内聚力。黏滞性随温度升高而降低,水的黏滞系数在 26 ℃时约为空气的 48 倍(水的黏滞系数 $\eta = 0.89 \times 10^{-3}$ 帕秒,空气的黏滞系数 $\eta = 1.83 \times 10^{-5}$ 帕秒)。水在静止时各方向压力平稳,黏滞性不显示作用,当水受到的外力大于水的内聚力时,水层压力产生变化,水分子间的连接被冲散,各层流体水分子相互之间的动量转换,造成各层间的阻滞作用,产生水层摩擦力来对抗外力,直至外力被削弱静止。外力越大,内聚力被冲散越严重,分子间摩擦现象越激烈。水的密度约为空气的 844 倍,根据流体力学中的阻力与速度平方成正比增长的定律,在水中提高移动速度会遇到加倍的阻力。

所以,水中进行训练不需要昂贵的训练器械,只要变换运动速度就能够练习各种不同的运动负荷,达到训练的效果。水中运动康复是一项全身参与性的运动,练习时需要动员不同的肌肉群参与代谢供能,因此,长期进行训练,能够使肌肉力量、速度、耐力和关节灵活性都得到提高。

四、水温与健康

室内竞技游泳训练与比赛的泳池水温要求不低于 25 ℃,一般维持在 26～28 ℃范围之间,这个水温有利于运动员发挥出最佳的竞技状态。水中运动康复训练的负荷强度要远远小于竞技游泳,水温太低容易引起肌肉过度收缩,影响治疗效果。因此,水中运动康复治疗的最佳水温一般在 29～42 ℃之间。人体在 34 ℃左右的水中进行低强度的有氧练习,不会出汗,也不会冷,感觉最舒服。人体处在33～36 ℃水温的泳池中训练,对心率、血压、呼吸次数和耗氧量影响最小,有利于专注提高肌肉力量和耐力。水温在 37～39 ℃时,可以起到放松的作用。水温在

40 ℃左右,人体体表毛细血管充分扩张,血液循环加快,促进排汗,可以起到放松的效果(图1-1)。

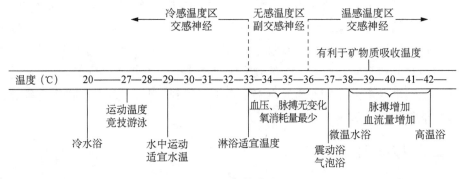

图1-1　水温与体感关系图

相关研究表明,经常进行冷水浴或坚持冬泳,能够减缓人体免疫系统中T淋巴细胞数量的减少。该细胞随着人体的衰老,其活性会降低、数量会减少,人到中年以后容易患的类风湿关节炎、胃病、高胆固醇血症等都与此有关。

五、水流与健康

水具有流动性,水在受到压应力和切应力影响时,若外力大于水的原有内聚力,水层即被冲散并产生局部高于其他水层的压力。水流体具有压力平衡的性质,高压区的流体会流向低压区或伴随外力的方向流动,以达到流体的平衡。这种压力转换过程称为流动。

由于水的流动会产生波浪,水流和波浪会对全身体表产生摩擦和冲击作用,起到特殊的按摩效果。根据日本的研究,水流对人体组织的冲击所产生的震动,有利于自律神经的正常化和促进激素的分泌,从而维持人体的心理健康和预防疾病。

练习题

1. 水中运动康复的特点是什么?
2. 水压与健康的关系是什么?
3. 水中训练与免疫力的关系是什么?

第二章

水中运动康复训练基本内容

学习目标 ●···

- 了解水中运动康复训练的基本流程。
- 了解水中运动康复训练的组织形式,初步掌握指导训练的方法。
- 了解水中运动康复训练的场地要求、器材与设备。

第一节│水中运动康复实施流程

进行水中运动康复训练,首先需要有医生的诊断和康复教练员的评估,然后结合练习者的要求,设计出具有针对性的水中训练计划,最终达到功能恢复、增进健康的目的(图 2-1)。

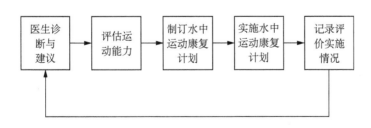

图 2-1　科学进行水中运动康复的流程

一、医生的诊断与建议

残疾人与各类疾病患者,首先需要经过医生诊断,得到医生的允许后才可以参加水中运动康复训练。由医生出具受检者残障或疾病状况的诊断报告,疾病发作时应采取的医学措施,适应的活动范围与程度等(表 2-1),为康复教练员制订训练计划提供依据。

表 2-1 医生证明和建议表

医生证明和建议

姓名:＿＿＿＿＿＿ 年龄:＿＿＿＿＿＿ 性别:＿＿＿＿＿＿

住址:＿＿＿＿＿＿ 电话:＿＿＿＿＿＿

家属姓名:＿＿＿＿ 电话:＿＿＿＿＿

学员准备参加水中运动康复训练,为了更好地根据学员的能力和需求,制订出符合其本人的练习计划,请填写以下项目:

1. 诊断:＿＿＿＿＿＿＿＿＿＿＿＿＿＿＿＿＿＿＿＿＿＿＿＿＿＿＿＿＿＿＿

＿＿＿＿＿＿＿＿＿＿＿＿＿＿＿＿＿＿＿＿＿＿＿＿＿＿＿＿＿＿＿＿＿

＿＿＿＿＿＿＿＿＿＿＿＿＿＿＿＿＿＿＿＿＿＿＿＿＿＿＿＿＿＿＿＿＿

2. 病症部位:＿＿＿＿＿＿＿＿＿＿＿＿＿＿＿＿＿＿＿＿＿＿＿＿＿＿＿＿

3. 应避免的身体运动和位置:＿＿＿＿＿＿＿＿＿＿＿＿＿＿＿＿＿＿＿＿

4. 允许活动程度:a. 无限制□   b. 正常人的一半强度□   c. 只能进行一般有限活动□
                d. 强度练习绝对限制□

5. 有关注意事项:＿＿＿＿＿＿＿＿＿＿＿＿＿＿＿＿＿＿＿＿＿＿＿＿＿＿

6. 建议:

医生签名:＿＿＿＿＿＿ 家属签名:＿＿＿＿＿＿

日期:＿＿＿＿＿＿

二、体能/运动能力评估

患者得到医生的诊断与治疗建议后,康复教练员还需了解其基本身体情况和运动能力等,这样才能合理安排训练时数和进度,选择适当的训练内容和手段等,科学制订训练方案(表 2-2)。

表 2-2 体能/运动能力评估表

体能/运动能力评估

一、基本情况

姓名：_____ 年龄：_____ 性别：_____ 身高：_____ cm 体重：_____ kg

职业：_____ 工作上的精神负担：大 中 小 上班距离：_____ km

上班方法：<u>步行 自行车 机动车</u>

二、参加体育运动的经历

1. 过去参加过的运动项目：

　　项目　　　　　　年龄

　　（　　）　（从　岁到　岁）

　　（　　）　（从　岁到　岁）

2. 正在参加的运动项目：

　　项目　每次时间　每周次数

　　（　　）（　　　）（　　　）

　　（　　）（　　　）（　　　）

三、掌握游泳技能情况

　　（请直接在选项中画圈）

是否敢下水：<u>是 否</u>

我会水中憋气：<u>是 否</u>

我会仰卧漂浮：<u>是 否</u>

我会俯卧漂浮：<u>是 否</u>

我会何种泳姿：<u>蝶泳 仰泳 蛙泳 自由泳</u>

我了解水中运动的安全须知：<u>是 否</u>

四、健康状态调查

　　（如有该情况请在数字编号上画圈）

1. 患有心脏病

2. 患有风湿病

3. 运动时胸痛

4. 稍运动就感到气喘得厉害

5. 患有糖尿病

6. 血液中胆固醇、脂肪高

7. 血液中尿酸高

8. 目眩、站立时头晕

9. 曾经患有呼吸器官疾病

五、医生提出要注意的事项

_____

_____

三、制订水中运动康复训练计划

（一）训练计划个性化

不同的练习者，其肢体、形态、功能、心理、游泳基础、康复目标等方面都各不相同，所以训练计划要因人而异。根据练习者的特点，康复教练员选用合适的训练内容和方法，制订个性化的训练负荷。

（二）充分考虑水环境的特点

康复教练员需要充分考虑和利用水环境运动的特点与优势，设计水中训练方案，才能达到预期的康复效果。比如，陆上训练常常会通过一些弹跳动作来提高下肢肌肉力量，在水中练习，因为受浮力的影响，对下肢肌肉的刺激作用有限，但能募集更多的腰腹肌肉，提高核心肌群的力量。又如慢跑运动，当运动强度相同时，深水跑步的步伐频率要比陆上跑步慢 39%左右。

（三）重视兴趣

练习者通过水中训练达到康复目的，这需要一个较长的过程。康复教练员制订计划时要重视提高练习者的兴趣、增强其自信心，使其能够从运动中体会到快乐和成功感，培养患者终身体育运动的意识及训练习惯。

四、参加训练前的自我检查

每次康复训练前应进行自我检查（表 2-3），使练习者能够掌握自身当日的身体状况，康复教练员也可以根据实际情况，确定是否按计划进行，或是适当调整训练内容与负荷。

表 2-3　自我检查表

自 我 检 查	
1. 是否有发热：_____	2. 是否感到疲倦：_____
3. 昨晚睡眠是否好：_____	4. 食欲是否好：_____
5. 是否腹泻：_____	6. 是否有头痛、胸痛：_____
7. 是否还有前次运动的疲劳：_____	8. 是否有关节痛：_____

五、进行水中运动康复训练

康复教练员根据练习人群的特点、需求，制订具有个体差异性的康复计划。在实施康复训练过程中,进行指导、鼓励与帮助,监控负荷并保障安全工作。本书第四章至第十章将对不同人群水中运动康复训练时的特点与注意事项进行介绍。

六、康复训练实施情况记录和评价

训练过程中,康复教练员需用文字记录练习内容、次数和组数。每次训练结束后,还要主动询问练习者的感受,了解其疲劳程度,并对本次训练进行评价,使练习者了解自己每一次的进步和收获。这些数据也为下一阶段康复计划的制订提供依据。周训练情况调查表见表 2-4,月训练情况调查表见表 2-5。

表 2-4　周训练情况调查表

周训练情况的调查

姓名:＿＿＿＿＿＿＿＿　　　性别:＿＿＿＿＿＿＿＿　　　年龄:＿＿＿＿＿＿＿＿

训练目标:＿＿＿＿＿＿＿＿

一、学习内容

（请在完成的内容后打"√"）

1. 入池下水:＿＿＿＿＿　　2. 水中行走:＿＿＿＿＿　　3. 吹水:＿＿＿＿＿

4. 水中憋气:＿＿＿＿＿　　5. 水中呼气:＿＿＿＿＿　　6. 支撑仰卧:＿＿＿＿＿

7. 支撑俯卧:＿＿＿＿＿　　8. 扶壁打腿:＿＿＿＿＿　　9. 初学划水:＿＿＿＿＿

10. 独立仰卧:＿＿＿＿＿　　11. 独立俯卧:＿＿＿＿＿

12. 穿救生衣游进:＿＿＿＿＿　　13. 初学泳式:＿＿＿＿＿

14. 安全救生学习:＿＿＿＿＿

二、锻炼负荷情况

周练习次数:＿＿＿＿＿＿＿　次

周累计练习时间:＿＿＿＿＿＿＿小时

负荷强度:＿＿＿＿＿＿＿

表 2-5　月训练进展情况调查表

月训练进展情况的调查

一、康复教练员

1. 练习者的外表(体型、表情)是否有变化?

2. 关节活动的幅度是否有提高?

3. 肌张力的状况是否有改善?

4. 水中运动能力有无进步?

二、练习者家属

1. 睡眠情况是否有所变化?

2. 食欲是否有所变化?

3. 健康状况是否有改善?

（续表）

三、医生

1. 身体状况是否有改善？

2. 精神状况是否有改善？

3. 预期的效果是否达到,有无必要继续进行水中运动康复？

四、练习者自身

1. 您认为水中运动康复的练习方法是否有效？

2. 您是否感觉到身体素质有提高？

3. 除水中运动康复训练以外,是否还参加其他体育锻炼？

4. 对目前的训练计划有无建议？

第二节 | 水中运动康复训练组织形式

水中运动康复训练有岸边指导、水中指导与水陆结合指导三种组织形式。每一种指导形式都有其优缺点,康复教练员要根据练习者的机能特点、运动水平、康复目标及练习人数等选择适合的组织形式。

一、岸边指导

岸边指导是指康复教练员站在泳池边指导练习者进行训练。

1. 优点

（1）适合练习人数较多的情况。

（2）容易看到练习者,安全性高。

（3）可迅速给予视觉指令,减轻声带负荷。

（4）便于观察练习者,根据其体能状况,能及时调节动作强度。

（5）口令和示范同时进行,新成员能学得比较快。

2. 缺点

（1）有些动作只适合在水中练习,无法在陆地上做示范。

（2）岸边较湿滑,存在安全隐患。

二、水中指导

水中指导是指康复教练员站在泳池中指导练习者进行训练。

1. 优点

（1）有利于对练习者的动作进行指导和纠正。

（2）对练习者有更好的保护，使其心情放松，安全性高。

2. 缺点

（1）水的折光会使练习者看不清康复教练员下肢的示范动作。

（2）如果同一时段中，练习人数较多，康复教练员的视线无法顾及所有练习者，有安全隐患。

三、水陆结合指导

康复教练员采用水陆结合的方式进行指导，可以包含以上两种组织形式的优点。采用此组织形式时，康复教练员需要注意：

（1）穿着防滑的鞋子，以防滑倒。

（2）背对练习者时，确保救生员必须能保护池中人员的安全。

（3）康复教练员入（出）水时，应提醒练习者持续做动作不要停。

（4）在水中指导时，应该询问练习者是否清楚技术动作。

四、教练员注意事项

教练员在训练指导时，还必须做到以下几点。

（1）密切观察练习者状况，根据情况适时给予指导。

（2）提醒练习者自我检测运动强度是否适当，可自行调节运动强度，以免运动过度。

（3）检查练习者技术动作是否正确，避免发生运动损伤。

（4）鼓励并赞许练习者的努力。及时给予肯定的、明确的反馈。

（5）提醒练习者及时补充水分。

第三节 水中运动康复训练场地与器材介绍

一、游泳池

进行水中运动康复训练的游泳池，一般不宜过深。浅端的深度在 1 米左右，深端的深度在 1.6 米左右较为适合，这样可以适合不同身高人群的需求，也有助于康复教练员根据水深调整训练内容与负荷。入水口的设施应安全、方便。水温一般控制在 34 ℃左右为宜。条件有限的情况下，也可在一般的游泳池进行水中运动康复，但要在浅水区和深水区之间设立起明显的界线，保障练习者安全，并且控制训练时间，以防练习者体温下降导致身体不适感。

二、泳装

泳装是最基本的游泳装备。市面上泳装种类、品牌和款式选择很多。练习者可以根据训练场地和目的来选择合适的泳装。泳装一般分为竞技泳装、健身泳装和休闲泳装三类。竞技泳装主要适合参加游泳比赛的运动员。这类泳装多采用表面摩擦系数低、排水效果好的面料，可以帮助运动员减少阻力，提高运动成绩。竞技泳装需要紧密贴合身体，穿脱比较费力，穿着时体感不太舒服，而且费用比较高。健身泳装适合长期进行游泳锻炼的人群，这类泳装采用特有的防氯气面料，可延长泳装的使用寿命。健身泳装款式简洁，弹性较好，与身体的贴合度也较高且穿着舒适，对肢体运动的幅度没有限制。休闲泳装款式新颖，颜色亮丽，更适合在海滨度假或温泉洗浴等休闲娱乐场所穿着。

三、泳镜和泳帽

除泳装外，泳帽和泳镜也是常见的游泳装备。室内游泳馆规定进入泳池均需佩戴泳帽。佩戴泳帽一方面可以保持游泳池的清洁卫生，另一方面也可以保护游泳者的发质，避免水中氯对头发的腐蚀，还可以避免长发漂入眼睛、鼻子和耳朵，使游泳者在水中运动不受影响。泳帽一般分硅胶型泳帽和纺织类泳帽两类。硅胶型泳帽的优点是防水，阻力小，缺点是不利于散热，且长时间佩戴头部会产生不适感。纺织类泳帽穿戴方便、舒适，进行水中运动康复训练时，建议选择这一类型的泳帽。

游泳者练习时佩戴泳镜，可以保护眼睛不受水中菌落和药剂的污染，还能够保持良好的视线，以便练习时观察和提高自身技术动作，也可以有效避免碰撞到他人或与池壁相撞。

四、水中双杠

双杠需固定在池底，可以调节高度（图 2-2）。双杠通常用于在水中的行走、跑步、高抬腿、跳跃等下肢力量的练习。此外，也可以让练习者抓住把手，使双腿处于悬浮状态，通过屈、伸肘关节的动作，增加练习者上肢与核心力量。

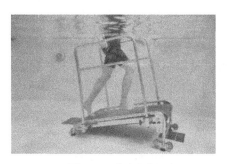

图 2-2　水中双杠

五、防滑鞋

水中运动康复训练中会有各种跑、跳、跨越等动作,考虑到池底比较滑,练习者练习时容易滑倒,为了增加练习的安全性和训练效果,建议练习者在进行水中运动康复训练时,穿着防滑鞋(图 2-3)。此外,防滑鞋还可以保护脚掌不受伤。

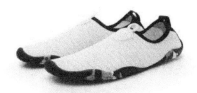

图 2-3　防滑鞋

六、漂浮鞋

水中运动康复训练中会有一些让练习者仰卧在水面上的呼吸、上肢关节活动、放松等练习,当练习者无法依靠自身的能力漂浮于水面时,可以穿着漂浮鞋帮助其完成仰卧动作(图 2-4)。漂浮鞋用于水中站立位的练习时,可以起到增加练习难度的作用,有助于提高练习者在水中的运动能力。

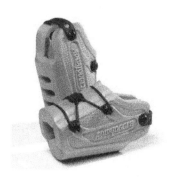

图 2-4　漂浮鞋

七、阻力手蹼

阻力手蹼一般由橡胶材质制成,具有弹性(图 2-5)。通过增加划水面积来增大阻力,起到增加练习者手臂力量的训练效果。每次使用后,可用清水进行冲洗,自然风干保存。

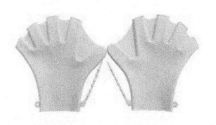

图 2-5　阻力手蹼

八、漂浮哑铃

漂浮哑铃由柔软的泡沫材料制成,一般用于上肢与核心力量的练习(图 2-6)。康复教练员根据训练目标,调整练习者练习时的动作频率。频率快,负荷强度大;频率慢,负荷强度小。采用丰富的训练手段,有利于提高练习者练习的兴趣。

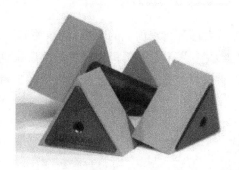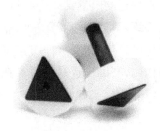

图 2-6　漂浮哑铃

九、水中跨栏架

水中跨栏架由防锈材料制成,底部应有足够的重量以克服水的浮力,高度可以自由调节(图 2-7)。练习者可以使用水中跨栏架进行正面、侧面、双脚、单脚等多种形式的水中跨越和跳跃的练习。康复教练员通过调整跨栏架高度,制订不同的训练内容与负荷。比如,跨栏架高度越高,对患者的腿、髋、膝,甚至是脚踝的关节活动度以及下肢肌肉力量的要求就越高;还可以设置跨栏架之间的距离,设计组合练习,丰富训练手段。

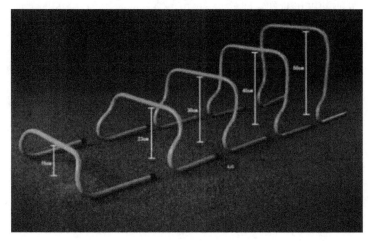

图 2-7　水中跨栏架

十、浮条

练习者在练习时可以将浮条作为支撑点,增加自己的安全感。不同型号的浮条提供不同的浮力(图 2-8)。此外,练习者还可以把浮条下沉置于水中,用于提高肌肉控制稳定性的训练。

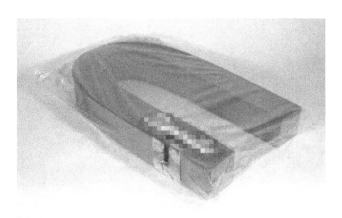

图 2-8　浮条

十一、水中自行车

水中自行车有带座位和无座位两种类型,可以根据练习者的身高调节座位和把手高度(图 2-9)。该训练器材需要很好地固定在水池中。一般用于有氧训练和改善下肢关节活动度的训练。

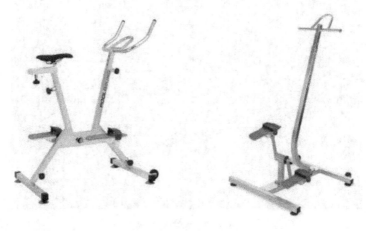

图 2-9　水中自行车

十二、水中椭圆机

水中椭圆机的功能与陆上椭圆机的功能相似,可以很好地固定于水中(图 2-10)。练习者站立位,手脚配合,协调用力。一般用于有氧训练和改善下肢关节活动度的训练。

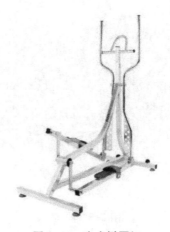

图 2-10　水中椭圆机

十三、浮力棒与浮力腰带

浮力棒和浮力腰带可以帮助练习者在深水区完成有氧跑步的练习(图 2-11)。待练习者在水中的运动能力提高后,可不用浮力棒,只穿着浮力腰带进行深水跑步训练。

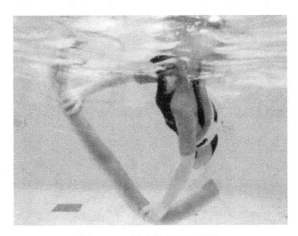

图 2-11　浮力棒与浮力腰带

练习题

1. 简要复述水中运动康复训练流程。
2. 试述水中运动康复训练的组织形式及其特点。

第三章

水中运动康复训练内容与方法

学习目标 ●···

● 掌握水中运动康复训练的常用技法。
● 体会水中训练与陆上训练的区别,提高水中运动基本能力。
● 初步掌握水中运动康复训练的指导能力,如指导练习者熟悉水性,帮助其提高有氧能力、增加力量、改善柔韧与平衡能力的训练手段。
● 培养技术分析的能力,能够根据练习者的特点与运动水平,制订并实施个性化的训练指导。

第一节 水中运动康复技法

一、Halliwick 技术

(一)十点程序法

1. 心理调适(mental adjustment,MA)

对于人类而言,水是一个陌生的环境,加之对溺水的恐惧,水中活动的开始阶段会比较困难,潜在危险也更大。一旦进入水中,练习者必须学会随时对新的环境、状况及任务做出适当的反应。只有适应了水环境并感觉舒适,才能自由地在水中活动。因此,初学者要先经历一个心理适应阶段,其主要任务是利用各种方式(如游戏、活动、交谈等)使练习者学会适应水的特性。

2. 矢状旋转控制(sagittal rotation control，SRC)

矢状旋转是指沿矢状轴在冠状面内向左右两侧的转动。例如，直立位颈部侧屈以使耳朵浸于水中；直立位向侧方移动；直立位向左右侧屈身体或进行体重转移；侧卧位两腿交替进行蹬车动作并沿矢状轴摆动；坐位躯干侧屈拉伸。

3. 横向旋转控制(transversal rotation control，TRC)

横向旋转是指沿冠状轴在矢状面内向前后方向的转动。例如，直立位低头吹泡泡；从直立位转换体位到仰卧漂浮于水面；从仰卧漂浮恢复到直立位；维持稳定的直立姿势并避免身体前后晃动、跌倒及后退；在治疗师支撑下身体沿冠状轴前后摆动等。

4. 纵向旋转控制(longitudinal rotation control，LRC)

纵向旋转是指沿垂直轴在横断面内的转动，可在直立位或水平卧位进行。例如，直立位原地转动(向后、向左、向右等)；从面部浸于水下的俯卧漂浮位转换到面朝上的仰卧漂浮位；游泳时旋转躯干以进行呼吸；两腿交替屈伸使身体沿垂直轴转动等。

5. 联合旋转控制(combined rotation control，CRC)

联合旋转控制是指将上述 3 种旋转动作任意结合的能力，可使练习者在水中控制各个自由度的运动。例如，从池边坐位进入泳池，向前漂浮并旋转至仰卧漂浮位；向前倒下时旋转躯体恢复至仰卧位；抓住池边的扶手并站起来；游向池边时改变方向等。

6. 上浮(upthrust，Up)

在浮力的作用下，任何密度小于 1 的物体浸于水中时都会上浮。人体的平均密度约为 0.974，因此，大多数人都可漂浮于水面上。该阶段的主要任务是让练习者相信水能支撑自己漂起来，因为人们一般都认为自己会在水中沉下去。经过正确的引导和尝试，练习者会渐渐意识到他们会在水中浮起来而非沉下去。让练习者体验上浮的方式有：练习者用脚蹬离池底并且感受到水可以将他们托起来(兔子跳)；从池底捡东西并体会被浮力带到水面的感觉(池底捡物)；潜水时很难一直待在水下，若放松身体便能浮向水面等。

7. 静态平衡(balance in stillness，BS)

静态平衡是指在水中保持静止放松的身体位置及姿势，并能维持一段时间。该阶段的训练可在各种体位下进行，如仰卧位、俯卧位、坐位、直立位等。

8. 湍流中滑行(turbulent gliding，TG)

进行湍流中滑行时，康复教练员用手在练习者的肩部下方制造湍流并向后移动,通过湍流带动仰漂于水面的练习者移动。教练员和练习者之间没有任何肢体接触,运动完全通过湍流的引导来实现。滑行中练习者必须能够有效控制不必要的身体转动,且不能做任何推进动作。

9. 简单前进(simple progression,SP)

简单前进是指做简单的推进动作,可以是上肢、下肢或躯干的运动。例如,水平仰卧位下,通过两手划水或腿部上下打水来向前推进。

10. 基本 Halliwick 动作(basic Halliwick movement,BHM)

基本 Halliwick 动作也称基础游动作(fundamental swimming movement,FSM),需要更为复杂的协调运动,通常包括手臂出水、入水、抱水、划水,腿部打水和滑行等,如简化式仰泳等。

掌握上述十点程序法的所有技能后,练习者便可在水中获得功能独立,能够参加各种各样的水中活动,如游戏、潜水、游泳、比赛等。

(二)水中特殊治疗

水中特殊治疗不同于十点程序法,加入了许多实用的治疗技术,在介入时间上会早于十点程序法,并且更加强调进行一对一、有针对性的个性化训练。水中特殊治疗会用到许多辅助设备,如漂浮物、游泳圈、水中障碍物、水中平衡板等。

二、Ai chi 技术

Ai chi 的训练特点是要完成一系列连绵不断、舒展饱满、柔美圆缓的动作,包括上肢、上肢及躯干、上下肢及躯干等运动模式。随着动作进程,支撑面逐渐缩小,循序渐进且安全地提高练习者平衡力。

Ai chi 技术基于太极拳的动作,并在此基础上结合心理学、神经生物学、内分泌效应等方面的知识与经验,对练习者的骨骼肌力量和慢性疼痛进行干预治疗。因此,康复教练员需要根据练习者的基本情况,选择不同的 Ai chi 技术及康复方案。以下是 Ai chi 技术的经典康复技术,也是太极拳的基本动作。这些动作可以单个练习,也可以串联起来,变成一套组合动作。

(一)起势

(1)左脚向左分开半步同肩宽。

(2)两臂慢慢向前平举,与肩同高、同宽,似直非直,肘关节微微弯曲,手心向下。

(3)两腿慢慢屈膝下蹲成马步。两掌置于腹前,身体保持正直,两眼平视前方。

（二）野马分鬃

1. 左野马分鬃

（1）身体微向右转，右臂环抱于右胸前，右手心向下、左手心向上抱球状，左脚收到右脚内侧。

（2）身体左转，左脚向左前方跨出一步，脚跟先轻轻地着地，重心向前移动到左脚成左弓步，右腿自然蹬直，两手随腰转，自然分开，左手与眼同高，右手按在右胯边。

2. 右野马分鬃

动作同左野马分鬃，左右方向相反。

（三）白鹤亮翅

（1）右脚向前跟半步，两手左上右下抱球。

（2）身体后坐向右转腰，右手上提至右额高度。

（3）左转成左虚步，左手按在左胯边。

（四）搂膝拗步

1. 左搂膝拗步

（1）身体微微左转再右转，右手转至面前自然下落，经右胯划弧向上于膝上方。

（2）左脚尖收到右脚内侧。

（3）身体左转，左脚向左前方跨出一步，脚跟先轻轻地着地，重心向前移动到左脚成左弓步，右腿自然蹬直，左手经左膝搂过，右手向前推按。

2. 右搂膝拗步

动作同左搂膝拗步，左右方向相反。

（五）手挥琵琶

（1）右脚向前跟半步。

（2）右手屈臂，身体后坐，左手由左向上划弧到正前方。

（3）左脚提起，脚跟着地成左虚步。

（六）倒卷肱

1. 左倒卷肱

（1）身体右转，两掌心向上，左手在前，右手经过腰向右后划弧，与头同高。

（2）身体转正，右臂屈肘于耳侧，左脚后退一步，左手向后收，右掌向前推，右脚跟随腰撑正。

23

2. 右倒卷肱

动作同左倒卷肱,左右方向相反。

（七）揽雀尾

1. 左揽雀尾

（1）身体右转,两臂平举,右掌心向上,左掌心向下。

（2）身体继续右转,右臂环抱于右胸前,右手心向下,左手心向上抱球状,左脚收到右脚内侧。

（3）身体左转,左脚向左前方跨出一步,脚跟先轻轻地着地,重心前移成左弓步,左臂棚起,右手按于右胯侧。

（4）身体右转,两手同时向下向后履。

（5）身体左转向正前方,右手搭在左手腕,左弓步向前挤。

（6）后坐,左脚尖翘起,两手分开至腹前。

（7）左弓步按掌。

2. 右揽雀尾

动作同左揽雀尾,左右方向相反。

（八）单鞭

（1）身体左转,两臂随腰运转,左掌向外,右掌向上。

（2）身体右转,收左脚到右脚内侧,左手由下向右,右手由上向右划弧,在右前方变刁手。

（3）左转身上步,左手向左划弧。

（4）左弓步翻掌。

（九）云手

（1）身体右转,左手向右划弧到右肩,右刁手变掌。

（2）身体左转,至左前方时两手左压右穿,同时收右脚到左脚右侧,两脚平行,距离约10厘米。

（3）身体右转,至右前方时两手右压左穿,同时左脚向左横开一步。

（4）重复第二、三个动作。

（十）单鞭

（1）身体右转,收左脚到右脚内侧,右手在右前方变刁手。

（2）左转身上步,左手向左划弧。

（3）左弓步,翻掌。

（十一）高探马

（1）后脚跟半步，身体右转，双手翻掌，掌心向上。

（2）右手经耳侧向前推掌，左臂微收成左虚步。

（十二）右蹬脚

（1）身体微微右转，左手由右手背穿出，两手交叉，左脚提起向左前方踏出一步。

（2）右脚收到左脚内侧，两手胸前交叉。

（3）提右腿，分手蹬脚。

（十三）双风贯耳

（1）右腿屈膝，两手掌心向上。

（2）右脚跟在右前方落地，成右弓步，同时两掌变拳，从右腿两侧向上向前划弧，两拳距离与头同宽。

（十四）转身左蹬脚

（1）身体左转，两拳变掌，向两侧划一个圆弧，胸前交叉，左脚收到右脚内侧。

（2）提左膝，两掌转向外，分手蹬脚。

（十五）左右穿梭

（1）左脚向左前方着地，身体左转，两手抱球，收右脚于左脚内侧。

（2）身体右转，右脚向右前方上步成右弓步，两臂随腰转划弧成右架左推。

（3）身体右转，两手抱球，收左脚于右脚内侧。

（4）身体左转，左脚向左前方上步成左弓步，两臂随腰转划弧成左架右推。

（十六）闪通臂

（1）身体转正，两手胸前相合，左指贴右腕，左脚收于右腿内侧。

（2）左脚向正前方踏出一步，左腿弓右腿蹬，成左弓步，两掌心翻向外，左手向前，右手向上分开。

（十七）转身搬拦捶

（1）向右向后转身，两掌向外随腰右后转。

（2）收右脚，两手在左侧抱球状，右手握拳拳心向下（阴拳）。

（3）右脚向右前方踩，右拳从胸前搬压成拳心向上（阳拳），左手随右拳搬压，到右肩前再左转按于左胯侧。

（4）身体右转，左脚离地，左手向前拦掌，右拳向右后划弧到右后方，拳心逐渐转向下(阴拳)。

(5) 身体向左转正,左腿前弓成左弓步,左手立掌,右拳变立拳向前攻出。

(十八)如封似闭

(1) 两手翻转朝上,左手贴于右肘。

(2) 身体后坐后向前,左弓步按掌。

(十九)十字手

(1) 身体右转,左脚内扣向正前方,右手向右划弧。

(2) 右脚外摆,屈膝成侧弓步,右手向右划弧。

(3) 身体左转,右脚内扣,两手向下划弧。

(4) 身体右转转正,右脚收回,与左脚平行,距离同肩宽,两手左内右外,于胸前交叉成十字。

(二十)收势

两腕内转,两手分开,两臂慢慢落下,至两腿外侧。

第二节 | 熟悉水性及放松训练

一、仰卧深呼吸

(1) 身体呈仰卧姿势,两腿挂靠在池边躺入水中。两臂自然置于体侧,后脑勺、耳朵浸入水中(图3-1)。

(2) 身体放松,做腹式深呼吸。

注意:若感到漂浮困难可在身下垫浮板等工具帮助漂浮,康复教练员须在一旁协助并保护练习者。

二、展臂深呼吸

(1) 身体呈仰卧姿势平躺于水中,两腿挂于池边,两臂自然置于身体两侧。

(2) 深吸气时两臂经体侧上举,深呼气时两臂经体侧还原(图3-2)。

注意:若感到漂浮困难可在身下垫浮板等工具帮助漂浮,康复教练员须在一旁协助并保护练习者。

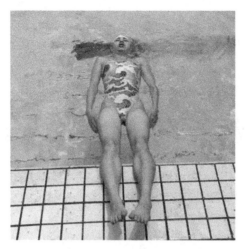

图 3-1　仰卧深呼吸

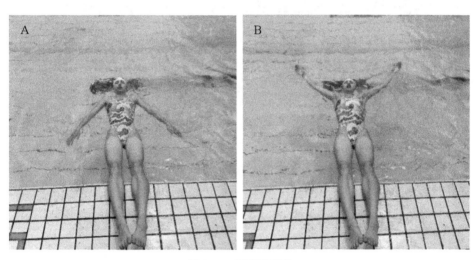

图 3-2　展臂深呼吸

三、举小腿深呼吸

（1）两腿屈膝挂在泳道线上，身体仰卧浮于水面（图 3-3A）。

（2）两臂自然置于身体两侧，适当做拨水动作，以保持身体平衡。

（3）深吸气时单腿小腿上举，深呼气时还原（图 3-3B～图 3-3D）。

（4）双侧交替进行。

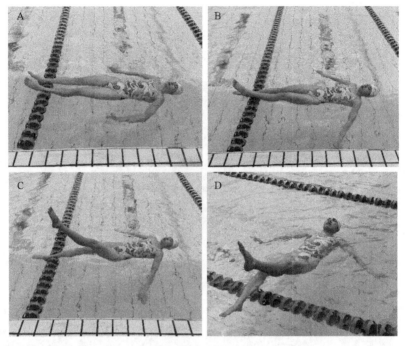

图 3-3　举小腿深呼吸

四、换气练习

（1）站于水中，手扶池边（图 3-4A）。

（2）头抬出水面，用嘴巴快速深吸气，随后头闷入水中，短暂憋气后，嘴巴用力吐气，再抬头进行第二次吸气（图 3-4B）。

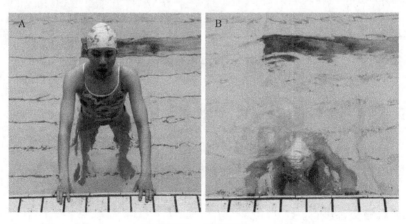

图 3-4　换气练习

（3）初学者在吸气练习时吸入 50%~60% 即可，通过不断练习逐步增加呼吸深度与次数。

（4）不习惯口呼吸的初学者，可用捏鼻和戴鼻夹的方法，帮助掌握口呼吸技术。

注意：吸不进气，或总是呛水是许多初学者学习换气时的感觉。吸不进气是因为在水下没有将气吐干净。呛水的主要原因是用鼻子吸气，或在嘴巴还没有露出水面之前就吸气了。这里介绍一个经验，水下吐气时嘴里大声喊"不——"，头抬出水面后大声喊"怕"，再用嘴吸气，就不会呛水了。

五、水中憋气练习

（1）站于水中，手扶池边。

（2）头抬出水面，用嘴巴深吸一口气后闭紧，下蹲并将脸没入水中（图 3-5）。

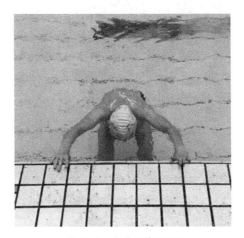

图 3-5　水中憋气练习

（3）停留片刻，抬头将脸露出水面后，用嘴巴吐气。

（4）通过练习，水中憋气时间逐渐增长，没水部位由脸部逐步过渡到整个头部及肩部。

注意：在水中眼睛要睁开，嘴巴和鼻子呈憋气状态，不要吐气。

六、仰卧漂浮

（1）深吸气后憋气。

（2）头后仰，将后脑勺置于水中，两臂放松置于体侧。

（3）待上半身几乎呈仰卧姿势后，两腿轻松蹬离池底，腹部上抬，身体仰卧水中（图3-6）。

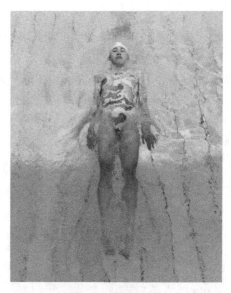

图3-6 仰卧漂浮

注意：此时虽然脸部浮出水面，但仍须采用规律平稳的呼吸，以维持身体重心平衡。漂浮结束后，起身站立时，先低头，再收腿，两手从身后向身前划水帮助臀部下沉后，两手向下压水，两脚下踩站稳；或者由康复教练员帮助其站立。

七、抱膝漂浮

（1）两臂前伸，并腿站立于水中（图3-7A）。

（2）深吸气后，低头含胸，同时两脚轻蹬池底，提膝收腹，团身抱腿，呈抱膝姿势自然漂浮于水中（图3-7B、图3-7C）。

（3）漂浮结束后，两手松开，两臂前伸，手掌向下压水并抬头，同时两腿下伸，脚触池底后站立起身并吐气。

八、展体漂浮

（1）准备姿势，两脚开立，两臂放松前伸（图3-8A）。

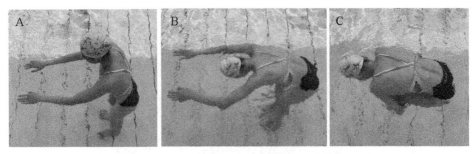

图 3-7　抱膝漂浮

（2）深吸气后，身体前倾并低头，屈膝下蹲，两脚轻蹬池底，两腿放松上浮成俯卧展体姿势漂浮于水中（图 3-8B）。

（3）漂浮结束后，收腹，膝盖快速往胸前收拢，臀部往下沉，两腿下伸，两臂手掌向下压水并抬头（图 3-8C、图 3-8D）。

（4）脚触池底后站立并吐气（图 3-8E）。

注意：如果初学者漂浮困难，可以准备一块浮板垫于腹部帮助漂浮。浮板受水压的影响，会左右摇晃，需要靠腰腹部的力量去控制平衡。

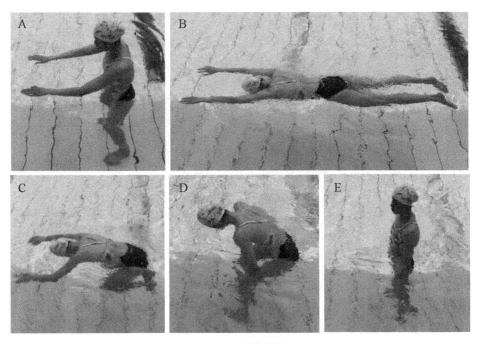

图 3-8　展体漂浮

九、仰卧分腿漂浮

（1）仰卧浮于水面，双腿并拢，两臂微微打开，轻轻划水以维持平衡（图 3-9A）。

（2）双腿缓慢分开，然后还原（图 3-9B、图 3-9C）。

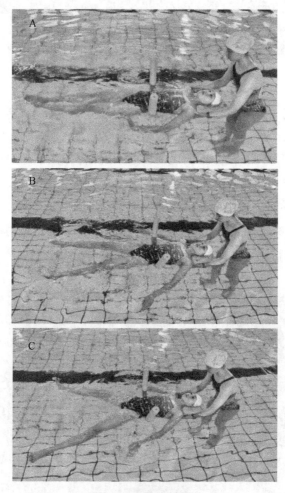

图 3-9　仰卧分腿漂浮

人体在水中受到的浮力与重力方向相反、大小一样。人体的浮心一般在胸腔附近，而重心在髋关节附近，这是因为上身胸腹腔内空气占比较大，其比重小于水，容易浮起；下肢以骨骼、肌肉为主，其比重大于水，容易下沉。当人体下沉到使身体重心和浮力点成一垂直线时，身体停止下沉。

人体在水中漂浮的状态可以通过一些技术得到调整与改善，如：①头部位置要与身体位置在一个水平线上；②眼睛看向池底，不要往前看；③两臂尽量前伸，缩短浮心和重心之间的力矩；④吸足气，使胸腔内的空气充盈。此外，在初学阶段，建议练习者漂浮时将两臂和两腿分开，增加身体对水的支撑面，减少身体左右滚动摇摆，有利于身体漂浮与保持平衡。

初学者漂浮时往往会因为水中无固定的支撑点，而没有安全感，出现紧张情绪。此时，受心理状态影响，控制肌肉运动的能力变差。因此，康复教练员需要从旁协助，保证练习者安全。

第三节 有 氧 训 练

一、水中行走

练习者脚跟先着地，双腿正常行走姿势，双臂在水面下配合脚的速度圆形划水。手脚协调，以跨步方式前进。要求背部保持挺直，头摆正，目视前方，自然呼吸。可以佩戴手蹼，增加划水面积，增强水感与提高行走速度。

在水中走路，全身均承受水的压力、阻力和浮力。因此，平常不运动的人即便是做水中行走练习，其运动量也不小。这个练习可以强化双腿与腹肌的肌肉力量，伸展肩关节，还可以提高人体在水中的协调平衡感，起到熟悉水性的作用。

二、水中跑步

水的密度比空气大，水中跑步要比陆地跑步消耗更大。人体在水中跑步会形成水流，因此，制订训练负荷时，要考虑水流和惯性产生的影响。以水中集体长跑为例，练习者们排队朝同一方向行进时，受水的惯性作用，位于队伍中间和后面的练习者获得的阻力较小，跑起来会比较轻松。这些位置上建议安排一些初学者或体力较弱的人。此外，练习者被快速移动的水流带着移动，身体容易失去平衡，出现摔跤或呛水的情况，康复教练员一定要注意保护练习者的安全。

除了集体长跑外，还可以安排一些短距离跑、往返跑等。变换训练手段可以丰富练习内容，起到良好的训练效果。当快速停止跑步或反方向运动时，身体为了对抗水流的冲击，必须动员核心肌群的力量来保持稳定。腹直肌、腹斜肌和背肌等肌肉都会得到锻炼。

为了提高跑步的趣味性，这里介绍几个水中游戏。

（一）木头人游戏

在浅水区,练习者们以各种跑步姿势(或跨大步、后退走、横向走)往各种方向行进或跑步,数到"三"后停止,要求其在水流的波动中站稳。如要提高难度,可以在停止时要求其做单脚站立的姿势。

（二）金鸡独立

两人一组,一人围绕着同伴跑步,制造水流,另一人单脚原地站立,双手在身体两侧做摇橹式动作,以保持身体平衡。

（三）接力跑

多人一组进行接力跑比赛,单次距离 15 米到 20 米,逆向水流形成阻力墙,需要动员全身的肌肉参与运动。因此,这个游戏运动强度比较高。

三、水中健身操

水中健身操的全称是水中有氧健身操。练习者在齐腰深的水中,配合音乐,采用不同的身体动作和舞蹈步伐来训练和放松全身。

水中健身操的种类很多,有徒手操、板操、棒操,还有水中搏击、水中瑜伽等,目的是提高各肌群力量,改善关节活动范围,提高身体柔韧性。康复教练员可以根据练习者的具体情况,编排水中健身操动作。训练计划应安排上下肢交替练习,跳跃练习和四肢、躯干的力量练习合理组合。练习时间控制在 30 分钟左右,一般为 8~10 首歌的时间。练习前康复教练员需要准备好播放的音乐,音乐的节奏最好能配合动作强度,比如舒缓的音乐适合伸展或放松练习时使用,节奏感强的音乐适合跳跃或力量练习。适当变换队形练习,可以调节训练氛围,提高练习兴趣。下面介绍徒手操的练习内容与方法,如果需要提高负荷强度,可以戴手蹼进行练习。

（一）侧并步

（1）准备姿势为站立体位。

（2）一腿迈出的同时身体半蹲,手臂做侧平举打开(图 3-10A)。

（3）另一脚并拢的同时起身直立,两臂交叉,身体保持挺拔(3-10B)。手划水与迈步配合,手部始终寻找水的阻力。

（4）可以一侧一次,也可一侧两次后反方向重复完成。

（5）向侧面迈出时运用臀部肌肉以及阔筋膜张肌做髋外展动作,迈出后半蹲时股四头肌发力;并步时股四头肌发力蹬起,大腿内侧肌肉做髋内收动作。

（6）该动作有助于提高股直肌、股中间肌、股外侧肌和股内侧肌的力量。

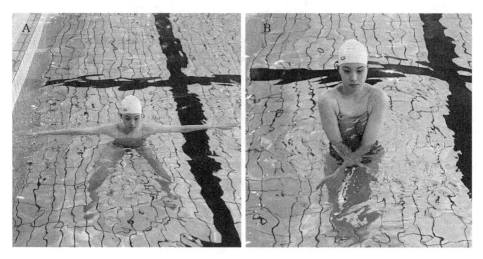

图 3-10　侧并步

（二）开合跳

（1）准备姿势为站立体位（图 3-11A）。

（2）先并腿跳起，分腿落地。再由分腿跳起，并腿落地（图 3-11B、图 3-11C）。循环往复练习。

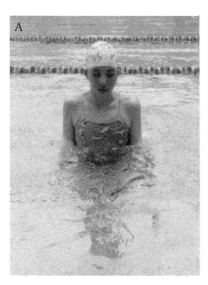
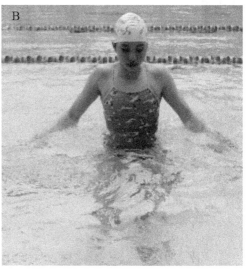

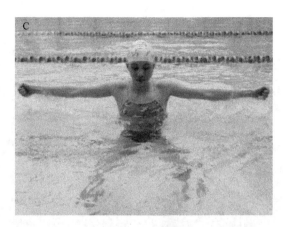

图 3-11　开合跳

（3）手臂打开做侧平举和掌心相对、手腕交叉的动作。

（4）熟练以后，跳起时可以配合身体的旋转，变化落地方向。

（5）该动作有助于提高手臂和腿部肌肉力量，改善心肺功能。

（三）躯干屈伸

（1）两腿分开与肩同宽，双手向前用掌心推水，髋部和臀部反方向后蹲（图 3-12A）。

（2）然后运用肱三头肌发力双手向后推水，髋部与臀部向前挺出，交替进行（图 3-12B）。

（3）要求髋部和臀部在动作中进行最大限度的屈伸运动，两臂在水下始终进行划水。

（4）该动作有助于提高脊柱灵活度。

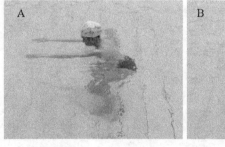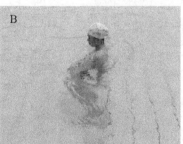

图 3-12　躯干屈伸

（四）大拨水

（1）两腿与肩同宽，半蹲位，掌心对向拨水方向，双手自身体左侧拨水至右侧，然后从右侧拨水至左侧,左右交替进行(图 3-13)。

(2)手臂可以稍弯曲,利用躯干力量,最大限度地寻找最佳阻力感,头部及视线随双臂转动。

(3)该动作有助于提高手臂与腹部肌肉力量。

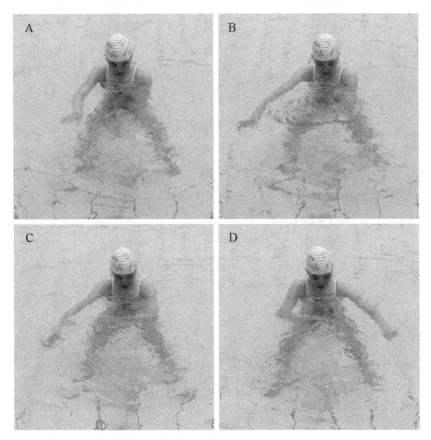

图 3-13　大拨水

(五)俯身分腿跳

(1)两腿半蹲与肩同宽,手臂上举。收腹弯腰跳跃,两腿向侧上方踢起,同时手臂快速向下挥臂,指尖尽力触碰脚尖。完成后两腿回落到原处,两臂可划水帮助维持身体平衡(图 3-14A、图 3-14B)。

(2)每次跳起尽量抬高腿部,使脚部贴近水面,两腿分开时必须尽力伸直(图 3-14C、图 3-14D)。

(3)运用腹部肌肉做收腹动作,同时股四头肌发力,向上跳跃。

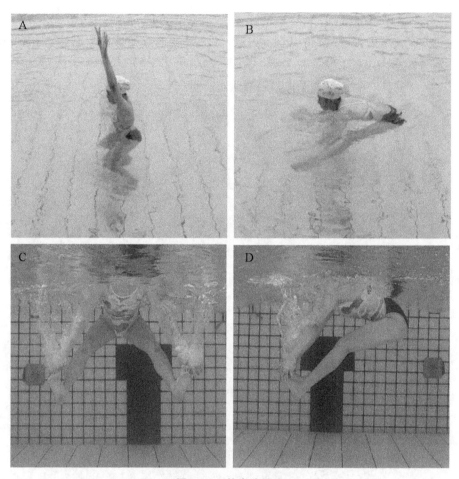

图 3-14　俯身分腿跳

（4）该动作有助于提高腹部与腿部的爆发力。

（六）俯身后踢腿

（1）双臂向后划水，同时后腿向前屈膝，膝盖靠近胸部（图 3-15A、图 3-15B）。

（2）俯身，双臂伸直向前，一侧腿做弓箭步，另一侧腿向后踢（图 3-15C、图 3-15D）。

（3）双臂前伸，同时脚落地换腿，双腿交替完成动作。

（4）身体、四肢尽量大幅度地完成动作。

（5）前腿运用股四头肌支撑，后腿运用臀大肌、股二头肌（长头）等肌肉做屈髋动作。俯身同时腰腹肌用力，控制上半身稳定。

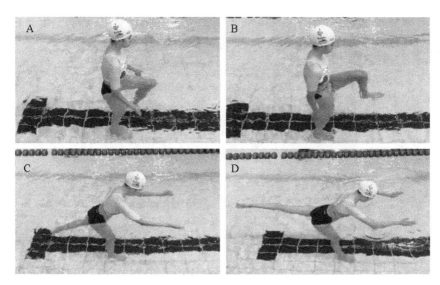

图 3-15 俯身后踢腿

四、游泳

练习游泳并不是康复治疗的第一目的,但是游泳本身是一种极佳的训练方式,因此,游泳应该是患者整体康复计划的一部分。事实上,一些有关 Halliwick 技术的研究发现,患者的残疾程度越重,通过游泳活动获得的收益越大。

（一）蛙泳

由于蛙泳游进时主要靠腿蹬夹水,因此,可以提高练习者腿部肌肉力量。另外,蛙泳的呼吸姿势是抬头和低头交替进行的,有利于改善颈椎关节活动度,放松肩颈肌肉(图 3-16)。

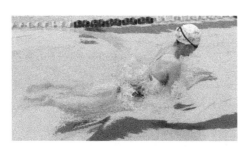

图 3-16 蛙泳

（二）爬泳

练习者身体呈俯卧姿势,两腿上下交替打水,两臂轮流划水,使身体游进

（图 3-17）。建议每次练习 10～15 分钟，心率保持在 110 次/分左右。由于爬泳游进时，身体自然呈收腹提臀状态，因此长期锻炼，可以减少腹部脂肪。

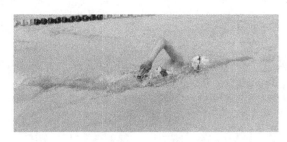

图 3-17 爬泳

（三）仰泳

练习者腿部可以做直腿上下交替打水的动作，也可做蛙泳反蹬腿动作。两种技术膝关节均不应露出水面。双臂可自然置于体侧，也可以同时或交替划水（图 3-18）。

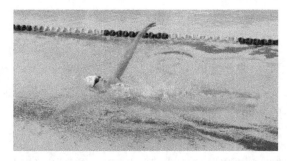

图 3-18 仰泳

（四）侧泳

练习者身体侧卧水中，两臂可交替（或同时）划水，两腿蹬剪水，呼吸时头稍向侧方转动（图 3-19）。

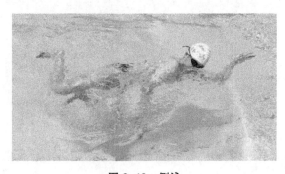

图 3-19 侧泳

第四节 | 上肢力量训练

一、立位俯卧撑

（1）练习者站立于浅水区中。

（2）双手扶住池边，双脚可稍向后退两步，做俯卧撑动作（图 3-20）。

（3）身体前倾时，注意不要屈髋。

（4）该动作有助于锻炼肱二头肌、肱三头肌、三角肌、胸大肌等肌肉，提高上臂及肩的肌肉力量。

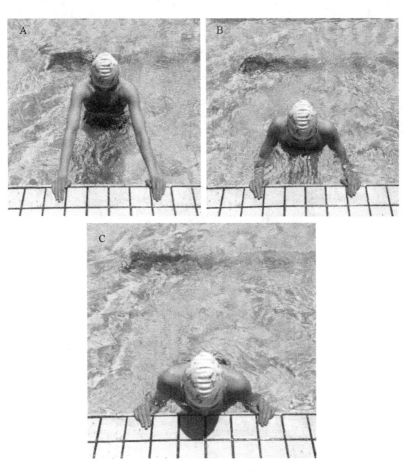

图 3-20 立位俯卧撑

二、前后划水

（1）双脚与肩同宽站立于水中。下蹲使肩部没入水中，双臂自然垂于身体两侧（图 3-21A）。

（2）双臂伸直，也可略微弯曲，经身体前侧向上抬起，五指并拢，掌心向上划水（图 3-21B），抬至与肩同高后，掌心翻转向下，双手向下向后划水至与地面垂直，同时起立（图 3-21C）。

（3）上抬时，运用三角肌、胸大肌协同肱二头肌做肩屈曲动作，感受划水时的阻力和肌肉发力。

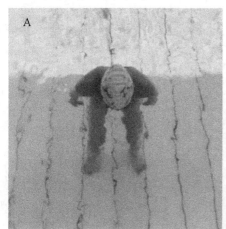
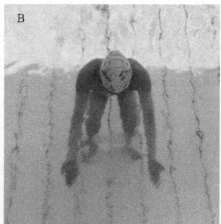
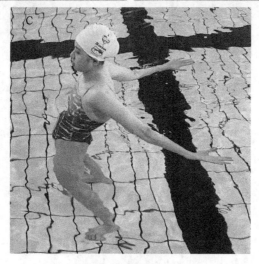

图 3-21　前后划水

三、上肢屈伸

（1）身体呈仰卧姿势于水中，四肢伸展放松，康复指导员可在旁辅助（图 3-22A）。

（2）屈肘关节，两臂于胸前交叉，搭对侧肩部（还可以两手指尖触摸肩部），后还原（图 3-22B、图 3-22C）。

（3）注意控制身体平衡，运动时动作速度要慢。

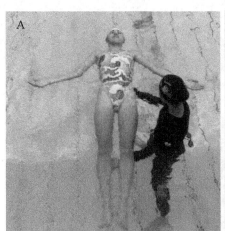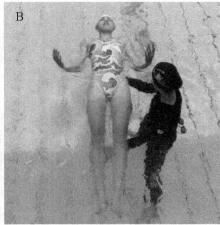

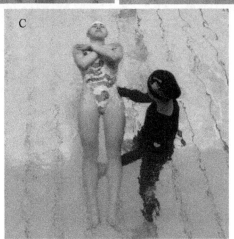

图 3-22 上肢屈伸

四、俯身哑铃屈伸

（1）在浅水区，两脚前后开立，后腿膝盖弯曲，腰背挺直（图 3-23A）。

（2）一只手扶池边，另一侧大臂紧贴体侧，手握泡沫材料的哑铃，发力向后伸直手臂(图 3-23B)。稍作停顿后,屈肘还原(图 3-23C)。

(3) 若没有哑铃,也可用空水瓶等具有较强浮力的物体代替。

(4) 该动作有助于提高三角肌、肱二头肌、肱三头肌的力量。

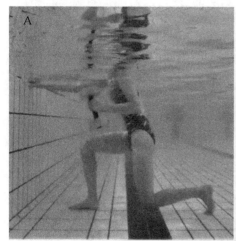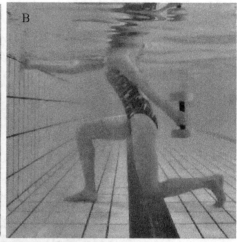

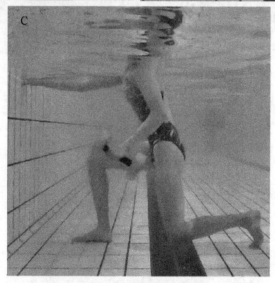

图 3-23　俯身哑铃屈伸

五、双手抓水

(1) 直立站于水中,双手手掌张开置于水面(图 3-24A)。

(2) 双手快速握拳,用力抓水激起水柱,水柱越高越好(图 3-24B)。

（3）该动作有助于强化指深屈肌和指浅屈肌的力量。

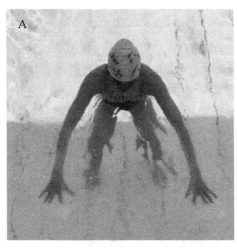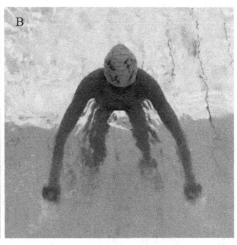

图 3-24　双手抓水

六、屈肘下压

（1）两脚与肩同宽，站于水中。

（2）大臂上抬，屈肘至与小臂呈 90°，小臂、掌心与水面平行，紧贴水面（图 3-25A）。肩部、肘部位置不动，向下转动手臂，使小臂向下压水（图 3-25B）。再上抬小臂回至与水面平行，多次反复。

（3）肩关节做旋转运动，可以感受到三角肌和斜方肌发力。

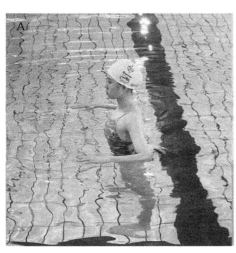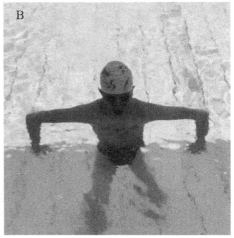

图 3-25　屈肘下压

七、前臂拨水

（1）站于水中，两脚与肩同宽。

（2）小臂带动手腕往内拨水。翻掌，手背相对，往外拨水（图3-26）。

（3）向外拨水时感受三角肌和背部发力，向内拨水时感受三角肌和肱二头肌发力。

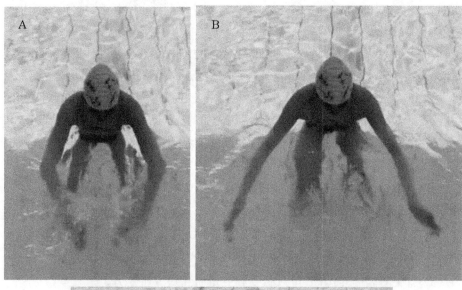

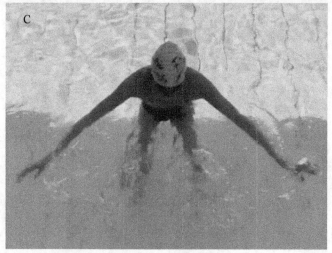

图3-26　前臂拨水

八、拨腕

（1）站于水中，两脚与肩同宽。

（2）上臂与肘关节紧贴体侧，屈肘，两手位于身体侧 45°处。手臂不动，内旋和外旋手腕拨水，感受小臂前部肌肉发力（图 3-27）。

（3）该动作有助于提高前臂深层和浅层肌群力量。

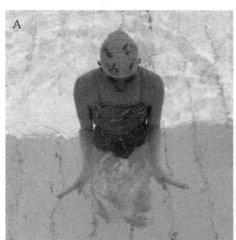
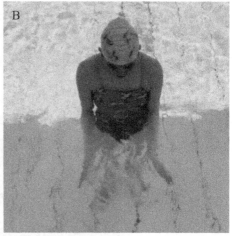
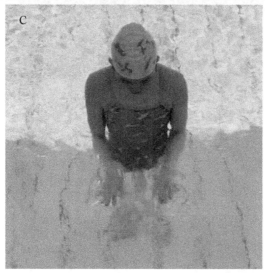

图 3-27　拨腕

第五节 下肢力量训练

一、坐姿打腿

（1）面朝泳池在池边坐下，双手扶于池边，下肢自然浮起。

（2）两腿伸直，上下交替打水（图3-28）。

（3）该动作有助于提高缝匠肌、股直肌、股外侧肌、股内侧肌和髂腰肌的力量。

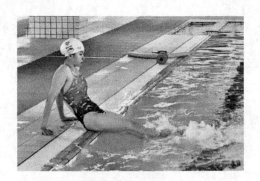

图3-28 坐姿打腿

二、俯卧打腿

（1）俯卧于池边，髋关节以下置于水中自然浮起，双手前伸，眼睛直视前方。

（2）两腿伸直，上下交替打水（图3-29）。

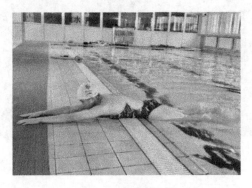

图3-29 俯卧打腿

（3）该动作有助于提高臀肌、股四头肌和髂腰肌力量。

三、踏板

（1）侧身站立在浅水区，一只手扶池边，另一只手叉腰或自然垂于体侧。

（2）一侧腿立于池底作支撑腿，取一块浮板置于另一侧腿脚底，缓慢屈膝上抬至与躯干呈 90°（图 3-30A），然后向下踩板（图 3-30B）。

（3）练习者还可以控制浮板做前踢的动作，并收回腿（图 3-30C）。

（4）该动作有助于提高大腿后侧肌群（包括股二头肌、半腱肌等）的力量与平衡感。

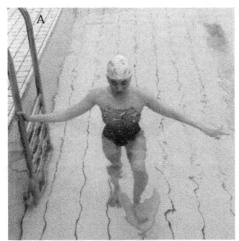
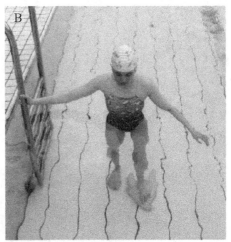
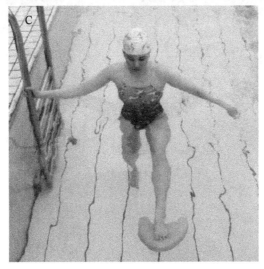

图 3-30　踏板

四、踩水

(1) 站立于水中,背靠池边,双臂侧平举,置于泳池边缘。

(2) 腹部用力收紧,抬起双腿,双脚如踩自行车般交替踩水(图 3-31)。

(3) 该动作有助于提高下肢肌肉和腹部肌肉力量。

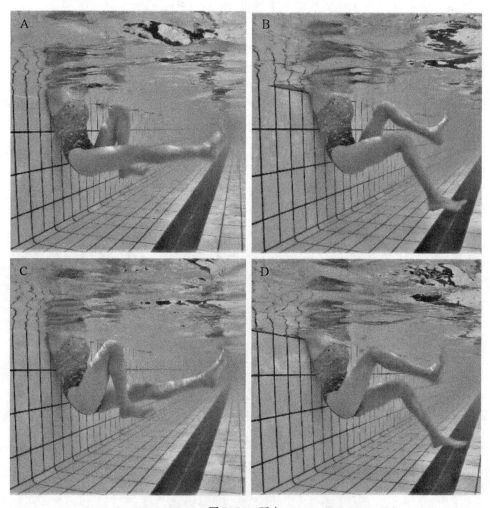

图 3-31　踩水

五、高抬腿跳

(1) 站立于浅水区中。

（2）收紧腰腹，前脚掌着地，双腿交替抬腿跳，手臂随抬腿节奏自然摆动（图 3-32）。

（3）腿抬高时股四头肌用力，抬腿的高度应逐步加大，并循序渐进地增加跳跃时间。随着运动水平的提高，还可逐渐加快跳跃速度。

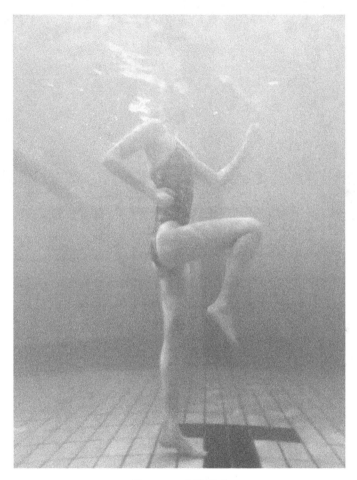

图 3-32　高抬腿跳

六、深蹲

（1）站立于浅水区，双脚与肩同宽，眼睛直视前方，腰背挺直（图 3-33A）。

（2）脚尖向前，下蹲时收小腹，髂腰肌带动骨盆微微后倾，膝关节运动方向与脚尖一致（图 3-33B、图 3-33C）。

（3）注意下蹲时膝关节不超过脚尖。

（4）该动作有助于提高臀大肌和股四头肌的力量。

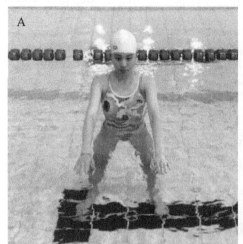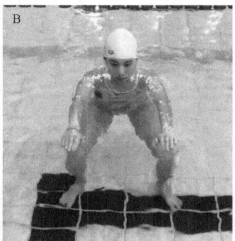

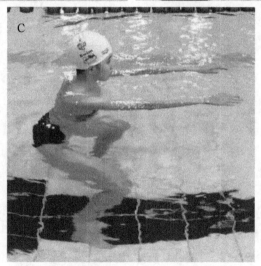

图 3-33　深蹲

七、宽距提踵深蹲

（1）站立于浅水区中，双脚距离约肩膀 1.5 倍宽，脚尖向外斜 45°，眼睛直视前方，腰背挺直。

（2）双臂向上自然伸展（图 3-34A），并踮脚（图 3-34B）。下蹲时，全脚掌着地,膝关节沿脚尖方向弯曲,同时双臂经体前向下伸展,指尖尽可能触碰地面(图 3-34C、图 3-34D)。

(3)注意躯干挺直,收腹,膝关节不超过脚尖。

(4)该动作有助于提高股四头肌、股内侧肌、股外侧肌、臀大肌的力量。

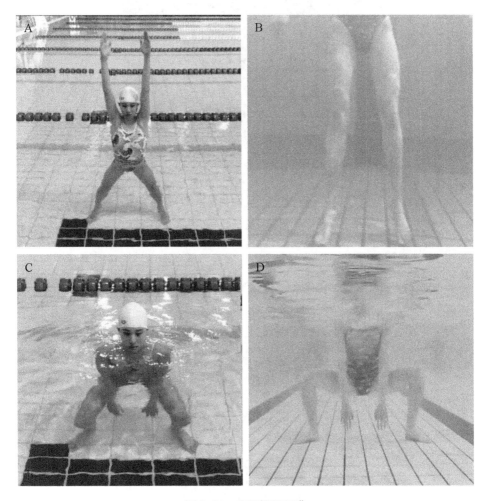

图 3-34　宽距提踵深蹲

八、脚尖行走

(1)站立于水中,双手在体侧做摇橹状,保持平稳。

(2)绷直脚尖行走(图 3-35)。

（3）该动作有助于增强小腿三头肌的力量,提高踝关节稳定性。

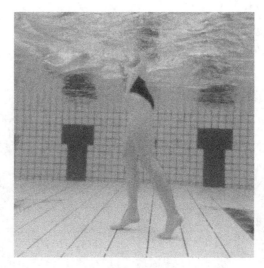

图 3-35 脚尖行走

九、脚跟行走

（1）站立于水中,双手在体侧做摇橹状,保持平稳。

（2）勾脚尖,用脚跟行走(图 3-36)。

（3）该动作有助于提高胫骨前肌的力量以及脚踝的控制力。

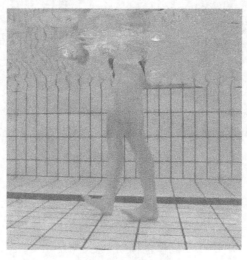

图 3-36 脚跟行走

十、踝旋转

（1）两脚与肩同宽，站于水中，身体挺直，一只手扶住池边。抬一条腿使大腿与地面平行，膝关节屈呈 90°。

（2）抬腿侧的踝关节顺时旋转 5～7 圈，再逆时旋转（图 3-37）。

（3）该动作有助于提高踝关节灵活性。

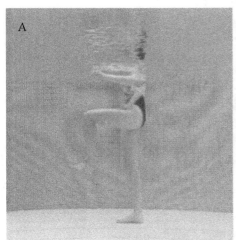 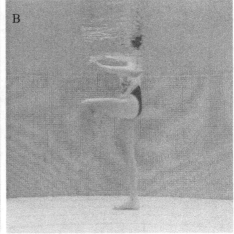

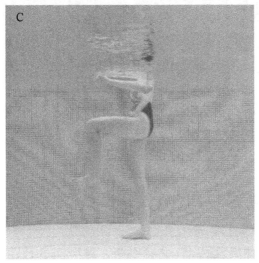

图 3-37　踝旋转

十一、单腿踏跳

（1）站立姿势，双脚并拢。右腿支撑，抬左腿至髋关节与躯干呈 90°（图 3-38A）。

（2）左腿股四头肌快速用力往下踩踏地面，使身体跃起（图 3-38B～图 3-38D）。两侧交替。

（3）注意身体保持正直，双手可在两侧划水以保持平衡。

（4）该动作有助于提高腿部肌肉力量。

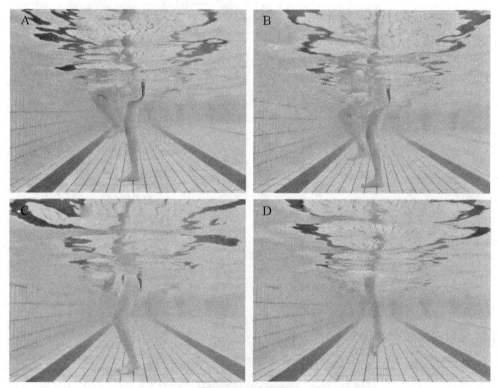

图 3-38　单脚踏跳

十二、坐姿向后走

（1）微屈膝下蹲呈坐姿，腰背挺直。

（2）双手在体侧做摇橹状，保持平稳。向后倒退行走，脚后跟可不着地（图 3-39）。

（3）该动作有助于提高臀肌和腿部力量，提高踝关节灵活性。

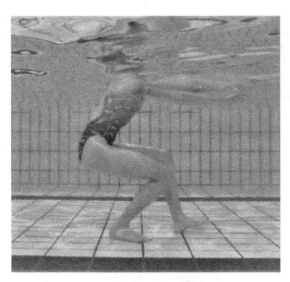

图 3-39　坐姿向后走

十三、高抬腿行走

（1）站立于水中，目视前方。

（2）抬一侧腿，膝关节至髋关节高度，向前跨出后落地，换另一侧腿抬起（图 3-40）。掌心张开，两臂随腿的节奏摆动。

（3）注意速度不宜太快。

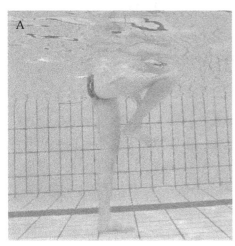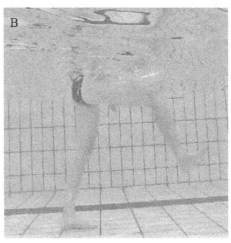

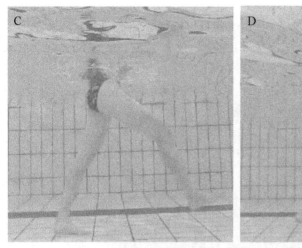
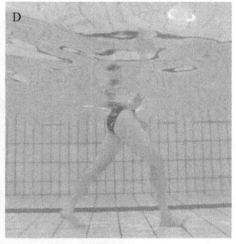
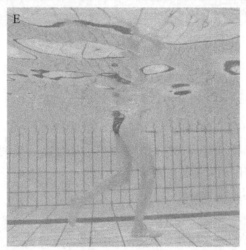

图 3-40　高抬腿行走

十四、水中纵跳

（1）自然站立于水中，双臂向上伸展夹紧头部，手掌相叠，确保让上半身充分伸展。

（2）吸气后，向下快速深蹲同时吐气，蹲至最低点时屏气，然后向上快速跳起（图 3-41A）。起跳后脚背绷直，身体绷紧，双眼目视前方，双臂尽力向上伸展。此时，身体应呈流线形与水面垂直（图 3-41B）。下落时，双腿屈膝缓冲，可顺势下蹲重复上述动作（图 3-41C）。

（3）注意运动过程中采用口呼吸，每次吸气应配合动作。下蹲过程中，膝盖弯曲应与脚尖呈同一方向，不可超过脚尖，避免发生运动损伤。

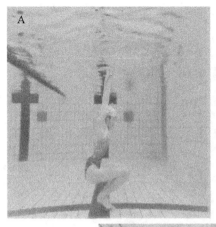
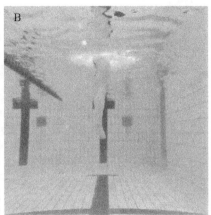
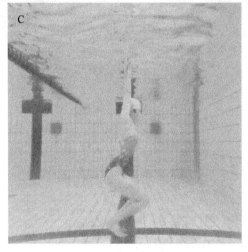

图 3-41　水中纵跳

第六节　核心力量训练

一、抬腿弯腰

（1）站立于水中。

（2）双手于体侧打开做摇橹状，保持平衡（图 3-42A）。抬一侧腿并弯腰，收腹，保持约 10 秒（图 3-42B）。

（3）恢复起始动作，双脚交替进行。

（4）该动作有助于提高腹部力量。

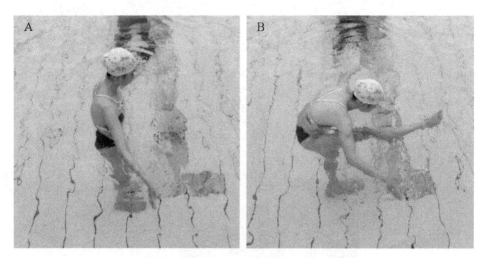

图 3-42　抬腿弯腰

二、直腿转体

（1）站立于浅水区中,背靠池边,双臂侧平举,置于泳池边缘。

（2）待下肢自然浮起后,以腰为轴心并腿画半圆(图 3-43)。顺时针和逆时针交替进行。

（3）该动作有助于提高腹部肌肉耐力。

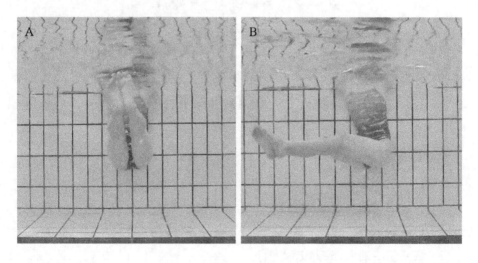

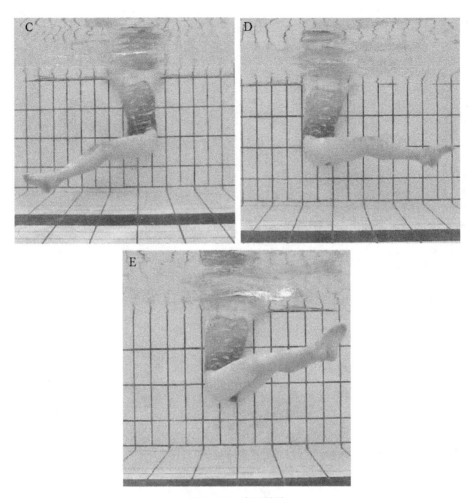

图 3-43　直腿转体

三、压板体侧屈

（1）双脚开立与肩同宽站立于水中，一手压板，一手自然垂于体侧（图 3-44A）。

（2）侧腰发力，躯干侧屈，下压浮板（图 3-44B）。还原起始动作，重复进行练习。

（3）该动作有助于提高脊柱灵活度，提高腹内外斜肌的力量。

四、对侧提膝收腹

（1）双脚开立与肩同宽，双臂自然垂于体侧。

（2）左臂向上自然伸展，同时重心移至左侧腿（图 3-45A）。左臂下压，同时侧腹发力，提右膝尽可能触碰左手肘（图 3-45B、图 3-45C）。略停顿后还原至起始姿势。两侧交替为一组。

（3）该动作有助于提高腹斜肌和背阔肌的力量。

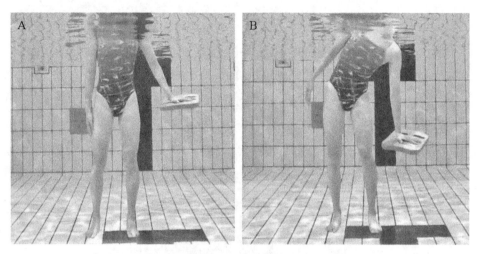

图 3-44　压板体侧屈

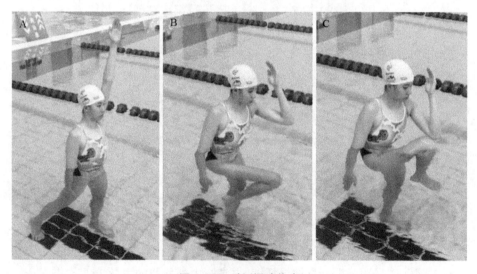

图 3-45　对侧提膝收腹

五、弓步转体

（1）双脚并拢,自然站立于浅水区。

（2）向前迈一侧腿呈弓步,前腿膝关节呈 90°,大腿与地面平行,小腿与地面垂直,后腿伸直。双臂伸直,平举于体侧,与地面平行,掌心向内(图 3-46A)。

（3）腰部发力，带动躯干和手臂，向前腿一侧转体（图 3-46B、图 3-46C）。稍作停顿，回到起始姿势，换另侧转体。

（4）注意做弓步时髋关节保持正直。

（5）该动作有助于提高腹内外斜肌和腹直肌的力量。

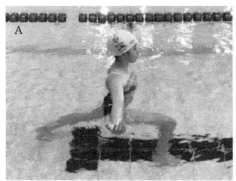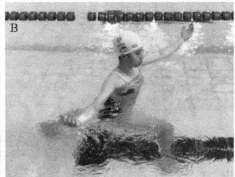

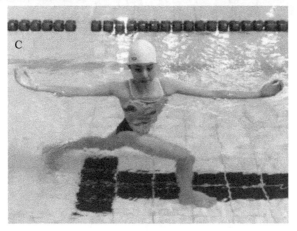

图 3-46　弓步转体

第七节 | 柔 韧 性 训 练

运动前进行拉伸练习可以增加关节活动度、激活肌肉兴奋度、预防运动损伤。运动后进行拉伸练习可以放松肌肉、促进恢复。因此，康复教练员在每次训练中都应安排柔韧性练习。但由于在水环境中，水对于肌肉拉伸造成的影响较小，效果与陆上拉伸相差不大，水中运动康复训练的独特性不强。以下介绍几种拉伸方式。

拉伸时,练习者可在康复教练员的指导下,采用静态或动态的拉伸方式。遵循循序渐进的原则,不可一蹴而就,急于求成,否则易造成运动损伤。

一、肩胛骨伸展

(1) 站立姿势,双脚与肩同宽。

(2) 抬起右手过头,屈肘置于头后。左手由上方扶住右手的手肘往左肩拉,身体可适当侧弯,停留 10 秒(图 3-47)。右手放下后稍作放松,换另一只手。

(3) 伸展肩胛骨肌肉,注意保持呼吸顺畅。

(4) 该动作有助于拉伸肩胛骨和手臂至腰部两侧的肌肉,提高颈椎、胸椎至腰椎的灵活度。

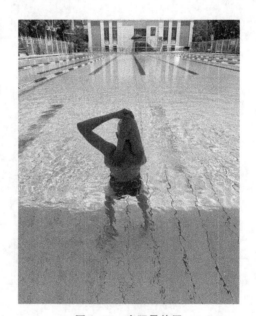

图 3-47　肩胛骨伸展

二、肩后及上背部肌力拉伸

(1) 站立姿势,两眼平视前方。

(2) 双手向后十指交错紧扣,双臂伸直适度向上抬。肩膀向下向后夹紧,肩胛骨向脊椎方向靠拢(图 3-48)。

(3) 该动作有助于伸展胸部、肩关节与上背部肌群。

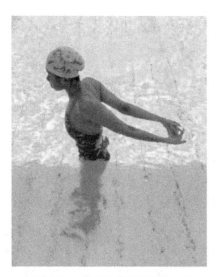

图 3-48 肩后及上背部肌力拉伸

三、背阔肌伸展

（1）站立姿势，双脚与肩同宽。

（2）左手向右横于身体前侧，高度约在胸口部位。右手扶住左手的手肘往右肩拉，停留 10 秒（图 3-49）。两手交替进行。

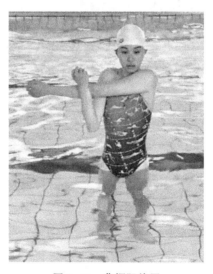

图 3-49 背阔肌伸展

（3）该动作有助于增加肩关节的灵活度，提高肩关节附近韧带的柔韧性，舒缓肩关节及上背部的紧缩与僵硬感。

四、股四头肌伸展

（1）站立于浅水区。

（2）一侧腿站立作支撑腿，另一侧腿膝盖向后弯曲，同侧手抓住脚踝，使脚后跟尽量靠近臀部（图 3-50）。

（3）注意伸展时身体呈直立，膝关节可向后伸。

（4）该动作有助于改善膝关节活动度，拉伸股四头肌群与韧带。

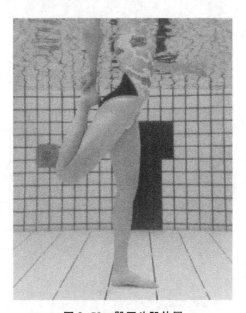

图 3-50　股四头肌伸展

五、下肢伸展

（1）站于水中。

（2）双手扶泳池楼梯栏杆，一侧腿伸直，搁于楼梯上，脚尖勾起，身体前倾靠向腿（图 3-51）。

（3）两腿交替为一组。

（4）该动作有助于改善下肢肌肉的伸展性与韧带的柔韧性。

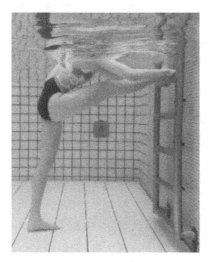

图 3-51　下肢伸展

第八节 | 平 衡 性 训 练

一、坐位平衡训练

偏瘫患者早期多因不能保持躯干的直立而不能保持坐位平衡,截瘫患者如果躯干肌肉瘫痪或无力也难以保持坐位平衡,还有许多其他疾病,如帕金森病等也会引起坐位平衡障碍,这些情况均需要进行坐位平衡训练。坐位平衡训练主要包括长坐位平衡训练和端坐位平衡训练,前者多适用于截瘫患者,后者多适用于偏瘫患者。

（一）长坐位平衡训练

临床中患者会根据自身的残疾情况选用最舒适的坐姿。一般来说截瘫患者多采用长坐位进行平衡功能训练。

1. 静态平衡训练

患者在水中治疗床上采取长坐位,康复教练员站于患者的后方,首先辅助患者保持静态平衡,逐渐减少辅助力量,待患者能够独立保持静态平衡 30 秒后,再进行动态平衡训练。

2. 他动态平衡训练

患者在水中治疗床上采取长坐位,康复教练员向侧方或前后方推动患者,使患者离开原来的起始位,开始时推动的幅度要小,待患者能够恢复平衡,再加大推动的幅度。

3. 自动态平衡训练

患者在水中治疗床上采取长坐位。

(1)向各个方向活动:康复教练员可指示患者向左右或前后等各个方向倾斜,躯干向左右侧屈或旋转,或双上肢从前方或侧方抬起至水平位,或抬起举至头顶,并保持长坐位平衡。当患者能够保持一定时间的平衡,就可以进行下面的训练。

(2)触碰康复教练员手中的物体:康复教练员位于患者的对面,手拿物体放于患者的正前方、侧前方、正上方、侧上方、正下方、侧下方等不同的方向,让患者来触碰康复教练员手中的物体。

(3)抛接球训练:抛球、接球训练可进一步增强患者的平衡能力,也可增强患者双上肢和腹背肌的肌力和耐力。在进行抛接球训练时要注意从不同的角度向患者抛球,同时可逐渐增加抛球的距离和力度来增加训练的难度。

(二)端坐位平衡训练

偏瘫患者多采用端坐位平衡训练。患者只有能很好地保持端坐位平衡,才能进行站立位平衡训练,为步行做好准备。

1. 静态平衡训练

患者采取端坐位,开始时康复教练员可辅助患者保持静态平衡,待患者能够独立保持一定时间静态平衡后,再进行动态平衡训练。

2. 他动态平衡训练

患者采取端坐位坐于水中治疗床或椅上,康复教练员向各个方向推动患者,推动的力度逐渐加大,患者能够恢复平衡和维持端坐位。

3. 自动态平衡训练

患者采取端坐位。

(1)向各个方向活动:康复教练员可指示患者向各个方向活动,侧屈或旋转躯干,或活动上肢,同时保持端坐位平衡。

(2)触碰康复教练员手中的物体:康复教练员位于患者的对面,手拿物体放于患者的各个方向,让患者来触碰康复教练员手中的物体。

(3)抛接球训练:康复教练员要注意从不同的角度向患者抛球,并逐渐增加抛球的距离和力度。

二、站立位平衡训练

患者的坐位平衡改善后,就可以在水中进行站立位平衡训练。无论是偏瘫、截瘫,还是其他情况引起的平衡功能障碍,进行站立位平衡训练,都是为步行做好准备,并最终达到完成步行的目的。

1. 静态平衡训练

在患者尚不能独立站立时,需首先进行辅助站立训练。可以由康复教练员扶助患者,也可以由患者自己扶助肋木或站于平行杠内扶助步行。当患者的静态平衡稍微改善后,则可以减少辅助的程度,如由两位治疗师扶助减少为一位治疗师扶助。当平衡功能进步改善,不需要辅助站立后,则开始进行独立站立平衡训练。

2. 他动态平衡训练

患者保持独立站立,双脚分开较大的距离,较大的支撑面利于保持平衡。康复教练员站于患者旁边,向不同方向推动患者,可以逐渐增加推动的力度和幅度,增加训练的难度。还可以缩小支撑面,并脚站立,或单脚站立,然后康复教练员向各个方向推动患者。

3. 自动态平衡训练

患者在水中站立,康复教练员站于患者旁边。

(1) 向各个方向活动:站立时双脚保持不动,身体交替向侧方、前方或后方倾斜并保持平衡;身体交替向左右转动并保持平衡。

(2) 左右侧下肢交替负重:左右侧下肢交替支撑体重,每次保持5～10秒。康复教练员需特别注意保护患者,以免发生跌倒,也需注意矫正姿势。

(3) 太极拳运手式训练:可以采用太极拳的运手式进行平衡训练。运手式是指身体重心连续的前后左右的转移过程,同时又伴随上肢的运动,因而是一个训练平衡的实用方法。

(4) 触碰康复教练员手中的物体:康复教练员手拿物体,放于患者的正前方、侧前方、正上方、侧上方、正下方、侧下方等各个方向,让患者来触碰物体。

(5) 抛接球训练:在进行抛接球训练时可以从不同的角度向患者抛球,同时可逐渐增加抛球的距离和力度来增加训练的难度。

练习题

1. 水中行走的特点是什么?

2. 水中柔韧性练习有哪些内容?

3. 水中力量练习有哪些内容与方法?请举例介绍2个动作。

第四章

肥胖症人群水中运动康复训练指南

学习目标 ●···

● 初步认识肥胖症。

● 了解肥胖症人群水中训练的作用。

● 初步掌握制订肥胖症人群水中运动康复训练计划的方法;提高水中运动康复训练的组织与指导能力。

第一节 | 肥 胖 症 介 绍

1948 年,世界卫生组织(WHO)把肥胖症列入疾病分类名单(ICD 编码 E66),将肥胖定义为可能导致健康损害的异常或过多的脂肪堆积。目前在一些发达国家和地区人群中的患病情况已达到流行的程度。

肥胖症患者的一般特点为体内脂肪细胞的体积和细胞数增加,体脂率异常高,并在身体某些部位过多沉积脂肪。如果脂肪沉积主要以心脏、腹部为中心发展,被称为向心性肥胖,此类肥胖对代谢功能影响很大。向心性肥胖是引发多种慢性病的重要因素之一。

一、肥胖程度的分类

(1) 单纯性肥胖:无内分泌、代谢病病因可寻的为单纯性肥胖,又称为肥胖症。单纯性肥胖者占肥胖症总人数的 95% 以上。

(2) 继发性肥胖:具有明确内分泌、代谢病病因可寻的称为继发性肥胖。

二、肥胖产生的原因

导致肥胖发生的原因一般分为三类：遗传、年龄和生活方式。

（一）遗传

相关研究表明，遗传因素对肥胖发生起着决定性的作用，并且对身体总脂肪和深部脂肪的堆积的影响比对皮下脂肪的影响更大。尽管如此，有肥胖基因的人群也不应失去信心，因为生活方式作为外因也对肥胖有着重要的影响。遗传可能预先决定一个人是否会肥胖，但个体同样有能力使自身体重发生变化。

（二）年龄

随着年龄的增加，脂肪组织数量增加。身体成分发生改变是由于肌肉随年龄的增长而出现自然的萎缩、新陈代谢率下降等。

（三）生活方式

当人体进食热量多于消耗热量时，多余热量以脂肪形式储存于体内，长期超过正常生理需要量时，遂演变为肥胖。

三、身体成分测量的方法

测量身体成分的方法有很多，包括 BMI 指数法、体围法、生物电阻法、空气置换法、红外线法、磁共振成像法和皮褶厚度法等十几种方法。从中我们选择三种比较简单易操作的方法进行介绍。

（一）BMI 指数法

BMI 是指参照个体的身高来评价其体重是否合理的简便易行的指标。其公式为：

$$体质指数（BMI）＝体重（kg）/ 身高（m）^2$$

BMI 正常范围值是 $18\sim24$ kg/m^2；BMI 值在 $24\sim27$ kg/m^2 之间，一般认为体重过高，患心血管疾病的风险比普通人高；BMI 值大于 27 kg/m^2 时，患心血管疾病的风险大幅度增加。

（二）体围法

腰围与腹部内脏脂肪沉积程度高度相关，相关研究发现：15 岁以上腰围过粗的人，患高血糖症的风险比一般人高出 4.5 倍，患心脏病、肾脏疾病、中风的概率也高出 2 倍。

体围法腰臀比公式:腰围(cm)/臀围(cm)。理想值:男性为0.85~0.9,女性为0.7~0.8。

(三)生物电阻法

因为体脂肪不导电,以低压电测出电阻值,其数值越大代表体脂肪越多。现在的健身机构一般都会配备血压心率和体脂测量器。

第二节 | 水中训练的作用

有氧运动前15分钟,由肝糖原作为主要能源供应,脂肪供能在运动后15~20分钟才开始启动,所以,肥胖人群的运动持续时间要在30分钟以上,并结合适当的力量练习,训练效果最好。遵循循序渐进的原则,切忌一时的热情高涨,过度锻炼,造成运动损伤。

通常肥胖的人运动起来比正常人更累,因此,很难养成坚持体育锻炼的习惯。此类人群在陆地运动时,受地心引力的影响,脊髓和下肢关节会受到较大的冲击力,容易造成运动损伤。运动与减肥变成一个两难的问题,而水中运动可以较好地缓解这一矛盾。因为水环境对关节有良好的支持与保护作用,使得练习者无论是进行伸展训练、力量训练、耐力训练还是协调平衡训练等,都变得安全和易操作。

第三节 | 水中训练建议

一、有氧运动

(1)频率:每周5~7天。

(2)强度:40%~60%的最大摄氧量,可逐渐增加至60%~85%。

(3)时间:每天30分钟,每周至少150分钟;逐渐增加至每天60分钟,每周250~300分钟。

(4)方式:持续性的、有节奏的、动员大肌肉群的运动。如水中行走、水中跑步、游泳、水中健身操。

二、力量练习

（1）频率：每周 2～3 天。

（2）强度：每个主要肌群进行 2～4 组，每组重复 8～12 次。

（3）方式：上肢力量、下肢力量、躯干力量。

三、注意事项

（1）切忌暴饮暴食后或不饮不食参加康复训练。

（2）选择多种多样的训练方法与手段，提高趣味性，引导练习者坚持参加水中训练活动，改善身体状况。

（3）重视准备活动。内脏器官的功能特点之一是生理惰性较大，即当运动开始，肌肉发挥最大功能水平时，内脏器官并不能立刻进入最佳活动状态。做准备活动在一定程度上可以预先动员内脏器官的功能，这样可以有效减轻开始运动时由于内脏器官的不适应而造成的不舒服的感觉。

（4）水中运动相较于陆地运动更吃力，身体成分中脂肪含量较高的人群，因其身体密度与水接近，在水中容易浮起来。如果还没有掌握游泳技术的练习者，可以先学习一些泳姿，如蛙泳、爬泳、仰泳等。一节训练课以 60 分钟计算，建议在第 35～50 分钟的时候，进行一些游泳练习。

练习题

1. 游泳能减肥吗？

2. 指导肥胖人群进行水中运动康复锻炼时，需要注意哪些事项？

第五章

支气管哮喘人群水中运动康复训练指南

学习目标 •···

● 初步认识支气管哮喘。

● 了解支气管哮喘人群水中训练的作用。

● 初步掌握制订支气管哮喘人群水中运动康复训练计划的方法；提高水
  中运动康复训练的组织与指导能力。

第一节 | 支气管哮喘介绍

　　支气管哮喘简称哮喘，是常见的一种呼吸系统慢性疾病。现代医学认为哮喘以喘促、咳嗽、胸闷等症状的突然发生为主要临床表现，常常由于接触变应原、刺激物等因素而诱发。哮喘的病理机制较为复杂，主要与包括肥大细胞、嗜酸性粒细胞、T淋巴细胞和中性粒细胞等在内的多种气道炎性细胞和炎症介质有关，还与遗传因素、神经调节机制和免疫机制等都有着较为密切的联系。

　　目前哮喘尚无根治的办法，哮喘患者多数患病后病情迁延不愈，反复发作。虽然哮喘无法治愈，但是坚持正确的预防和治疗可以控制哮喘，使哮喘患者拥有和健康人一样充满活力的人生。

　　近年来世界各国的专家通过基础和临床研究，对哮喘的发病机制有了新认识，并研发了许多新的哮喘治疗药物。国际和国内也都发布了哮喘诊治指南，并且不断更新和再版。越来越多的实践证明，哮喘诊断和治疗的规范化实施，对提高哮喘的临床控制水平、改善患者生活质量具有重要作用。

一、分类

（1）外源性哮喘：大多在幼年时开始发病，有较明显的家族及个人过敏史，在婴幼儿时期常常患有湿疹及过敏性鼻炎，并有较强的季节发病性。包括职业性哮喘、药物性哮喘等。

（2）内源性哮喘：由于呼吸道经常受到某些物质的刺激而引起的哮喘。多数于30岁以后发病。包括感染性哮喘、妊娠期哮喘。

（3）混合性哮喘：兼有上述两种哮喘特点的患者通常称为混合性哮喘患者。

二、临床控制期治疗目标

根据患者的临床表现将哮喘分为急性发作期、慢性持续期和临床控制期。临床控制期是指患者无喘息、气促、胸闷、咳嗽等症状达4周以上，1年内无哮喘急性发作且肺功能正常。在临床控制期，可以进行适当的康复训练。

第二节　水中训练的作用

呼吸训练是改善肺功能的非药物治疗的重要手段。通过反复的呼吸训练，使患者建立起正确的呼吸模式。一方面延长患者吸气时间，提升气道压力，使部分塌陷的肺泡重新得到扩张，使之前无法通气的肺组织重新通气，另一方面延长患者的呼气时间，促进肺残气的排出与气体交换，减少肺底部残气量。可以看出，患者通过呼吸训练可以提高肺组织的伸缩性，增加有效通气量，还可以促使膈肌运动范围变大，增强呼吸肌功能，改善胸部肌肉的血液循环。

当人体浸入水中后，水压就会挤压胸部，肺部会觉得呼吸困难，此时身体自主地从胸式呼吸转变成腹式呼吸，呼吸方式变得又深又长。呼吸方式的改变，本身就已经能提高呼吸效率了。如果，再加以适当的运动，还可以进一步提高呼吸肌群的力量。

游泳馆内空气湿润，在这样的环境中进行一些水中慢跑、游泳等活动，不易刺激呼吸道，减少运动性哮喘发生的可能。慢跑与慢游均具有时间长、速度慢、距离远的特点，能够促进呼吸加深、加快，使肺肌得到锻炼；促进血液循环，增强心肺功能；使肺泡能有足够的活动，有效地增强肺组织弹性，提高肺泡张开率，增加肺活量；还可以使小支气管扩张，增加氧气的吸入与交换，促进新陈代谢。同时小支气管痉挛亦随之缓解,哮喘症状亦得到改善。因此,水中运动康复训练对于辅助治疗哮喘是一种很好的运动治疗手段。

第三节 水中训练建议

练习者进行运动前,要进行充分的热身运动。热身运动能使呼吸道对环境的温度和湿度有一个逐步适应的过程,这样可以减小不良刺激诱使哮喘发作的概率。此外,还应避免激烈运动,高强度的运动会使练习者出现急性、暂时性的气道痉挛,大小气道发生堵塞等情况,引起咳嗽、胸闷、憋气及喘息等症状。

一、有氧运动

(1) 频率:每周 3～5 天。
(2) 强度:40%～60%的最大摄氧量。
(3) 时间:每次 20～60 分钟。每天如果不能达到目标时间,可累计完成。
(4) 方式:低强度的长距离慢跑或慢游最为适宜。

二、力量练习

(1) 频率:每周 2～3 天。
(2) 强度:2～4 组,每组重复 8～12 次。
(3) 方式:每次选择 2～4 个力量练习内容。

三、注意事项

(1) 遵照医嘱,决定练习者是否能够进行水中训练。
(2) 如果曾经有运动诱发哮喘者,应确认运动前 15 分钟是否需要吸入 β_2 受体激动剂,或吸入色甘酸钠气雾剂;或者运动前 2 小时,口服 β_2 受体激动剂,以预防哮喘发作。
(3) 练习者应随身携带有助于扩张支气管的气雾剂。
(4) 适宜的水温。过冷的环境容易刺激气道平滑肌发生痉挛,引发哮喘。
(5) 注意补充体内水分,饮用温水为宜。因为缺水可致使气道内分泌物变得黏稠,造成呼吸道受阻。

练习题

1. 指导患有哮喘的人群进行水中运动康复训练时，需要注意哪些事项?
2. 试述水中运动康复训练对哮喘患者的健康促进作用。

第六章

中老年人群水中运动康复训练指南

学习目标 ●··

● 认识中老年人群身体机能变化特点。

● 了解中老年人群水中训练的作用。

● 初步掌握制订中老年人群水中运动康复训练计划的方法；提高水中运动康复训练的组织与指导能力。

第一节 | 中老年人群介绍

一、中老年人定义

不同时代,不同国家对中老年人的定义与年龄划分都不一样。随着生活质量和医疗手段的不断提高,人类生命周期逐渐变长。世界卫生组织将 44 岁以下的人群称为青年人,45~59 岁的人群称为中年人,60~74 岁的人群称为年轻的老年人,75 岁以上的称为老年人。

二、中老年人身体机能变化特点

（一）身体组织变化

1. 细胞

（1）组织中细胞数量减少,细胞分化与分裂的功能明显减退。

（2）细胞出现空泡样改变,有淀粉样蛋白和免疫复合物类沉积,细胞内出现脂褐素,是衰老机体的普遍现象。

（3）细胞携带的大量遗传信息改变或丢失，细胞生理活动杂乱，细胞丧失原有的活力，逐渐发生退行性变化。

2. 身体成分

（1）体内水分和固体成分有显著变化，如肌肉、肝、肾器官细胞数减少，脂肪明显增多。

（2）体内总水分应占体重的 60%，到老年期减少到体重的 45%～50%，肌肉占体重的比例由 50% 下降到 25%。

（3）体液量的下降、实质细胞的减少和细胞内液的减少，体内钾含量降低与老年人常见的肌无力有关。

（二）代谢变化

（1）老年人酶活力降低 40%～60%，主要包括胃蛋白酶、细胞色素氧化酶、血清脂蛋白脂酶等。

（2）基础代谢率下降 15%，使得机体整体代谢功能减退。

（3）表现为内分泌代谢、生殖、神经传导等生理功能呈现下降趋势。

（三）免疫机能变化

（1）胸腺及骨髓的退化使 T 淋巴细胞生成受到影响，T 淋巴细胞杀伤效应、增殖情况及细胞因子产生都有变化。

（2）淋巴细胞对特异性抗原刺激的反应性下降，抗体效价降低。

（3）免疫功能低下，对肿瘤细胞、病菌免疫能力降低。

（4）免疫功能的低下主要表现为细胞因子的变化，如自然杀伤细胞、肿瘤坏死因子等水平下降。

第二节　水中训练的作用

中老年人通过水中训练可以改善心肌健康，增加心脏泵血，改善微循环，增加组织细胞的供氧，从而降低血压和改善血脂，减少和预防冠心病发作。其中，游泳是一项可以呈俯卧（仰卧）姿势锻炼的体育项目，当身体处于水平姿态时，加上四肢的运动，对促进身体内血液循环有双重作用。

第三节 | 水中训练建议

一、有氧运动

（1）频率：每周 3～5 天。

（2）强度：40％～60％的最大摄氧量；或者 60％～85％的最大摄氧量；也可以两个强度相结合练习。

（3）时间：40％～60％最大摄氧量的强度，每天 30～60 分钟；或者 60％～85％最大摄氧量的强度，每天 20～30 分钟；或者相结合，每天至少 10 分钟。

（4）方式：水中走路、水中跑步、游泳最为适宜。

二、力量练习

（1）频率：每周至少 2 天。

（2）强度：每次 2～4 组，每组重复 8～12 次。

（3）方式：每次选择 8～10 个力量练习内容。

三、平衡练习

（1）频率：每周至少 3 天。

（2）强度：循序渐进。

（3）时间：每次 10～30 分钟。

（4）方式：水中单脚站立，闭眼。

四、注意事项

（1）注意保暖。水中训练完毕上岸时，要及时擦干身体，不要在风口处停留，以免感冒。

（2）量力而行，切勿逞强。中老年人群进行水中训练，主要目的是享受健身的过程，增强体质，提高健康水平，而不是为了创造运动成绩，所以运动强度不宜过大，更不应逞强，避免发生运动损伤。

练习题

1. 简述中老年人群身体机能的变化特点。
2. 指导中老年人群进行水中运动康复训练时，有哪些注意事项？

第七章

腰痛人群水中运动康复训练指南

学习目标 ●

- 初步认识腰痛。
- 了解腰痛人群水中训练的作用。
- 初步掌握制订腰痛人群水中运动康复训练计划的方法;提高水中运动康复训练的组织与指导能力。

第一节 腰 痛 介 绍

腰痛(low back pain,LBP)是成年人普遍存在的健康问题。通常表现为腰背、腰骶和骶髂部的疼痛,有时伴有下肢放射痛,其一生的发病率达84%。在大多数情况下(90%),多数疼痛在12周内能够自行缓解。腰痛的治疗方法主要有非手术治疗和手术治疗两种。非手术治疗包括口服药物、外用药物、运动疗法、穴位注射药物、封闭、推拿、针灸、牵引、理疗和多种疗法的组合等。

一、分类

国际上通常将腰痛分为2类:①特异性腰痛,是指某一特定的病因引起的腰痛,如腰椎间盘突出、骨折和肿瘤等;②非特异性腰痛,是指找不到确切的组织病理学结构改变,又不能通过客观检查明确其病因的腰痛,约占腰痛的85%,其中很多腰痛又转为慢性腰痛。依据腰痛病程,可分为三类:急性、亚急性、慢性。

二、腰痛发病的原因

(一)长期错误的身体姿势

腰椎是由五个椎骨(L1~L5)所组成,相邻的两个椎骨与其之间的椎间盘共同形成一个运动单位。受人体生理结构特性的影响,在日常生活中,当人体完成提、拉或弯腰动作时,脊柱都会受到来自不同方向的剪切力与压力,导致脊柱小关节相互摩擦。相关研究指出,当脊柱完全过度屈曲时,脊柱的抗压耐受性会降低。同时发现,椎间盘突出症(特别是以锥体纤维环后部突出为特征的后突出症)与脊柱的完全弯曲姿势相关。因此在日常生活训练中,避免过度的腰椎屈曲活动可以缓解腰椎所承受的压力。

人体腰椎关节的运动及其稳定性的体现是由躯干和肌肉共同收缩来完成的。附着在脊柱上的核心肌群通常以"互相合作"的运动模式共同维持脊柱的稳定,深层肌群与浅层肌群共同激活能够产生良好的关节扭矩,最大限度地缓解脊柱上的压力。当具备正常神经功能的个体进行低强度的训练活动时,躯干的深层肌肉(如腹横肌)会被预先激活。这种预先激活模式,是通过中枢神经系统优先募集深层肌群,使人体在完成后续动作中维持良好的脊柱稳定性。然而,对于腰痛患者来说,其核心肌肉的预先激活序列处于紊乱状态,即肌肉的激活顺序出现延迟或抑制的现象。长期不正确的身体姿势会影响肌肉激活序列,造成椎间盘损伤(椎间盘膨出),椎体周围的肌腱组织逐渐缩短,妨碍正常的身体活动。严重时,则会导致椎间盘的髓核超出正常边界,压迫神经根,使运动节段失去稳定性,以及受此神经支配的肢体远端区域会产生疼痛和麻木现象。

(二)关节炎和骨质疏松

关节炎造成的疼痛,一般多发生在复杂关节,如膝关节、肩关节、指关节。不过,关节炎也会降低脊柱的活动性。所以,也有少部分的腰痛是因关节炎而引起的。关节软骨中没有血管,靠组织液来补充营养,适当的运动可以减轻关节炎的恶化。因此关节炎患者要尽量维持适当的运动,提高循环系统机能。

骨质的大量丢失导致骨质疏松,通常发生在髋骨、腕骨和椎骨,因为这些部位的骨质大多是网状骨质。在脊椎中,骨质疏松可以导致椎骨压缩,弯曲加大,关节活动度减小。适当运动可以增加网状骨质的密度。

(三)衰老

衰老过程的典型标志是人体生理和功能能力随着时间的推移出现下降趋势。这种功能下降的主要原因是肌肉力量的丧失和关节活动能力受损。这通常会导致摔倒、腰痛、自理能力降低和医疗费用增加。衰老的过程中,人体自身的关节活动度会变小,并且随着年龄的增长逐步加剧。老年人的腰背疼痛更多是由于关节炎和椎管狭窄使神经受到压迫造成的。

（四）肥胖

有充分的研究数据表明肥胖、超重人群患有腰痛的风险更高。

三、腰痛改善的评价指标

疼痛程度评分:常采用视觉模拟疼痛评分(Visual Analog Scale,VAS)对腰痛程度进行评估。

腰部功能障碍评分:常采用 Roland-Morris 功能障碍量表和腰痛 ODI(The Oswestry Disability Index)对腰部功能障碍进行评估。

腹部肌耐力:常用卷腹次数、躯干静态肌耐力等指标评估腹部肌耐力。

生活质量:常用 SF-12 生存质量量表(12-item Short Form Health Survey,SF-12)评估腰痛对生活质量的影响。

关节活动度:采用左侧屈、右侧屈和前屈方式,记录受试者中指指尖到地面的距离(单位为毫米)。关节活动度评价指标还有坐姿体前屈。

第二节 水中训练的作用

水中运动康复训练是一种非侵入式的缓和疗法。腰痛人群通过水中练习后,可以减轻、舒缓症状,如能持之以恒坚持康复训练,可以得到长久的健康效益。其治疗训练原理就是通过训练提高患者的腰腹肌肉力量,使肌肉有足够的力量保护我们的关节、骨骼和神经系统,从而起到减轻疼痛的作用。在训练过程中,充分利用水的浮力,化解运动时地心引力对关节的冲力,不容易引起患者疼痛,有助于其坚持练习,提高训练效果。

（一）提高肌力

水中肌力训练适用于因腰部肌力不足引起腰痛的患者,尤其是腰腹部周围肌群肌力三级以下的患者。通过水中运动康复训练,可以提高腹部肌肉力量,改善疼痛程度评分。有研究证明人体浸入水中运动,更容易激活腹直肌、腹外斜肌、多裂肌、竖脊肌和下腹部的肌群,训练效果更好。

（二）改善脊柱活动度

水中牵伸练习可以提高脊柱活动度,活动度的提高有利于改善腰部疼痛、腰部功能障碍。

（三）提高姿势稳定能力

核心稳定训练是腰痛人群最常用的运动疗法之一。水中核心稳定训练是指在水中利用不稳定性因素对肌肉和神经的激活和刺激,达到提高核心稳定的目的。水中训练可以提高躯干肌群的屈肌和伸肌耐力。躯干肌耐力的提高对改善疼痛程度、缓解腰部功能障碍和提高生活质量有很好的作用。

第三节 | 水中训练建议

一、有氧运动

（1）强度与频率:40%～60%最大摄氧量的强度每周不少于5天;或者60%～85%最大摄氧量的强度每周不少于3天;或者两个强度相结合,每周不少于3～5天。

（2）时间:40%～60%最大摄氧量的强度,每天30～60分钟;或者60%～85%最大摄氧量的强度,每天20～60分钟。

（3）方式:进行规律的、有目标的、能够启动大肌肉群的持续性周期运动,比如游泳、水中行走等。

二、力量练习

（1）频率:每周至少3天腰部周围肌群的力量训练,包括核心稳定训练。

（2）强度:可以选择2～5个动作,8～12次/组,2～4组/天。

（3）方式:进行包含所有大肌肉群的力量练习。

三、注意事项

（1）遵照医嘱,决定练习者是否适合进行水中运动康复训练。腰痛急性期不能做水中运动康复训练。

（2）提高腹直肌力量的练习以仰卧起坐为主。仰卧起坐练习中抬起躯干的角

度尽量不要超过 $30°$,因为超过此角度后,发挥作用的肌肉主要为屈髋肌(如髂腰肌)。腰痛人群练习仰卧起坐的关键是要把握好躯干抬起的角度,以免加重疼痛。由腰椎间盘突出造成腰痛的人群,不能做此练习。

(3)腰痛问题的多样性和复杂性使得我们很难做出统一的康复训练计划,对于水中训练内容和方法的选择还是需要因人而异。康复教练员应根据腰痛人群的年龄、性别、冷热水的习惯、疼痛程度、腰部功能障碍情况等,制订近期、中期和远期康复目标,选择适宜的练习内容、运动强度、运动时间。

(4)水温:体温与水温存在较大差异时,会对机体产生一定的刺激。若条件允许,水温可控制在 $32\sim35$ ℃,适宜的水温不易引发腰部疼痛。

(5)热身和整理运动:运动前热身和运动后的整理活动是水中训练的重要组成部分,可以有效防范运动损伤以及迟发性肌肉酸痛的发生。

(6)不良反应:如出现头晕、心慌、恶心、呕吐以及对水过敏等不良反应时,应立即停止水中运动康复训练。

(7)密切观察:对于腰痛症状较重者、年老体弱、儿童或特殊情况的练习者,康复教练员应密切观察,注意安全。

练习题

1. 试述水中运动康复训练对腰痛人群的健康促进作用。
2. 指导腰痛人群进行水中运动康复锻炼时,有哪些注意事项?

第八章

心血管疾病人群水中运动康复训练指南

学习目标

● 初步认识心血管疾病。

● 了解心血管疾病人群水中训练的作用。

● 初步掌握制订心血管疾病人群水中运动康复训练计划的方法；提高水中运动康复训练的组织与指导能力。

● 在指导康复训练过程中,培养发现问题、了解问题、解决问题的实践能力。

第一节 | 心血管疾病介绍

随着社会经济的发展及人们生活方式的改变,尤其是人口老龄化的加剧,我国心血管疾病(cardiovascular disease,CVD)的发病人数持续增加。目前,心血管疾病已受到广泛关注,如何提高患者的健康水平和生活质量成为关注的热点。定期、规律地参加运动康复可有效改善 CVD 患者的心肺功能,减少住院次数,降低病死率,提高患者的生活质量和远期预后。研究证实,运动可直接或间接作用于心血管系统,使心脏血管和心肌细胞产生一系列适应性改变,对机体供氧、血管内皮功能、心肌代谢、心脏收缩等均有不同程度的改善作用。

目前对于运动康复治疗心血管疾病的机制与效果的研究还不全面,仍需继续探索。不过,康复训练在国际上已成为冠心病和高血压临床治疗的基本组成部分。本章主要介绍冠心病和高血压患病人群的水中运动康复训练。

一、冠心病

冠心病的全称为冠状动脉粥样硬化性心脏病,也称缺血性心脏病。冠心病的临床表现为心绞痛、心肌梗死等。

心绞痛是指冠状动脉粥样硬化及狭窄引发心肌供血不足,进而导致的心前区疼痛。资料显示,冠状动脉病变患者多伴发心脏自主神经损伤,导致心脏自主神经功能紊乱,降低心功能的稳定性。研究证明,炎性因子是冠状动脉粥样硬化发生发展的重要危险因素,降低血清炎性因子水平可有效减少心绞痛发作次数,促进患者转归。目前,在心绞痛的临床治疗上,多以药物缓解心肌供血不足导致的临床症状,预防急性心肌梗死及心源性猝死,抑制疾病进展。药物治疗心绞痛尽管具有一定的疗效,但难以改变心绞痛的根本,抑制其进程。研究发现,运动可纠正心绞痛患者心肌供血不足,改善血脂水平,降低心脏负荷,改善心脏自主神经功能,降低机体炎性因子水平。

心肌梗死是指因冠状动脉阻塞而引起的心脏损伤(心室肌肉坏死)。既往观念认为,心肌梗死患者必须绝对卧床6～8周以防止心脏破裂等并发症的发生。但在实际临床观察中,久卧可导致机体整体机能的下降及多种并发症的发生。久坐不动的生活方式是心血管疾病的危险因素之一。欧美国家在20世纪70年代以后对无并发症的急性心肌梗死患者进行早期康复训练,发现早期运动并不增加患者的病死率和并发症发生率。相反,可提高患者的心脏功能促进患者的恢复。研究表明,运动可使冠状动脉血流量增加,冠状血管的阻力降低,可以通过大冠状血管和小阻力血管的神经代谢和冠状动脉内皮调节功能的改善,调节血流来满足运动心肌氧的需要量,可通过血红素加氧酶、一氧化氮等增加血管平滑肌抗氧化能力,抑制血管平滑肌细胞增殖,舒张血管,维持血流,减少血小板聚集作用,使血管收缩因子和舒张因子达到新的平衡。

二、高血压

高血压是以体循环动脉压增高为主要表现的临床综合征,是最常见的心血管疾病。我国采用国际上统一的标准:收缩压≥140 mmHg 和(或)舒张压≥90 mmHg 即诊断为高血压。高血压可以分为原发性高血压和继发性高血压两大类。95%以上的高血压患者病因不明确,此类被称为原发性高血压;有不到5%的高血压患者,血压升高只是由某些疾病引发的一种临床表现,血压升高有明确的病因,此类被称为继发性高血压。

根据患者血压的水平,可以进一步对高血压进行分级(表8-1)。

表8-1　血压评价表

类别	收缩压(mmHg)	舒张压(mmHg)
理想血压	＜120	＜80
正常血压	＜130	＜85
正常高值	130～139	85～89
Ⅰ级高血压	140～159	90～99
Ⅱ级高血压	160～179	100～109
Ⅲ级高血压	≥180	≥110

注:当收缩压和舒张压分属不同级别时,以较高的级别作为标准。

第二节　水中训练的作用

冠心病患者的康复分为 3 期:住院康复期(Ⅰ期,生命体征一旦稳定,无并发症,即可开始训练),出院后康复(Ⅱ期)、慢性冠心病或慢性期康复(Ⅲ期)。康复教练员需要根据不同时期制订运动训练方案,从能承受的最低负荷量开始,逐渐增加运动量,循序渐进。心功能容量低于 6～7 METs 及有心功能障碍者,需要在康复医疗机构进行训练。

Ⅰ、Ⅱ级高血压患者可以进行康复训练,Ⅲ级患者不建议进行运动治疗。康复教练员根据患者的血压水平,制订训练负荷,血压低者运动量可以稍大些,血压高者运动量宜小。此类患者以低强度有氧运动为宜,并增加一些中低强度的力量练习。训练时,康复教练员要提醒患者有意识地使全身肌肉放松,勿紧张用力,避免憋气等动作。当患者对训练还不适应时,注意不要做弯腰低头的动作,头的位置应不低于心脏水平高度,同时还要注意患者的主观感受,如有不适应停止或减缓练习。

心血管疾病患者在进行康复训练时,要非常重视运动监控。训练前有条件的应进行 12 导联的心电图观测;训练中应记录好血压和其他症状表现。康复教练员根据练习者的反应可以随时停止运动,而不能根据负荷的完成率。每一次康复训练课后,也可以采用运动强度与运动自觉量表(RPE)来评价运动负荷是否合适。原版 RPE 共分 6～20 级,1980 年 Borg 又设计了新的 RPE,该表将原来的 6～20 等级缩减为 0～12,但基本原则不变(表8-2)。

表8-2 运动强度与运动自觉表（RPE）

RPE（原版）		RPE（修订版）	
6		0	Nothing at all（毫无感觉）
7	Very，very light（非常非常轻松）	0.5	Very，very weak（非常非常微弱）
8		1	Very weak（很微弱）
9	Very light（很轻松）	2	Weak（微弱）
10		3	Moderate（中度）
11	Fairy light（轻松）	4	Somewhat strong（有些强）
12		5	Strong（强）
13	Somewhat hard（有些吃力）	6	
14		7	Very strong（很强）
15	Hard（吃力）	8	
16		9	
17	Very hard（很吃力）	10	Very，very strong（非常非常强）
18		11	
19	Very，very hard（非常非常吃力）	12	Absolute maximal（最大极限）
20			

　　患者通过适当的训练可以使心血管功能得到很好的提高，表现为最大摄氧量增加、工作效率提高、心电图 ST 段变化和心肌缺血缺氧状况改善，同时还有血脂的变化（高密度脂蛋白升高，总胆固醇下降）。不过，值得注意的是不能把运动当作是冠心病患者康复的唯一手段，它必须与药物、饮食等其他治疗手段相结合，才能达到促进恢复与健康的作用。

　　患者进入齐胸深的泳池后，血管受水压及水温的刺激，血管收缩，加大外周阻力，为保持一定的每搏输出量，心脏必须每一次收缩都有力。长期坚持水中锻炼，可以增加每搏输出量，降低心率，使心肌工作更有效率。据测试数据显示，普通人心脏每跳一次由心室向动脉输出 70 毫升的血液，游泳运动员每搏输出量可高达90～120 毫升。可见水环境的特点，加上适当的运动，可以提高心肌力量。

　　另外，患者在陆地上站立时间过久，血液会滞留在下半身，脚会出现酸胀的情况。然而，水中训练时受水压的影响，小腿的静脉血容易回到心脏，加上游泳时身体呈平卧姿势，血液回流好，心脏工作较省力。

第三节 | 水中训练建议

一、有氧运动

（1）频率：每周 3～5 天。

（2）强度：40%～60% 最大摄氧量。

（3）时间：每天累计或者持续 20～60 分钟左右（包括热身活动）。

（4）方式：水中行走、水中慢跑、游泳。

二、力量和牵伸练习

（1）频率：每周 3～5 天。

（2）强度：进行至少 8～10 种不同动作的练习，10～15 次/组，1～3 组/天。

（3）方式：上肢力量练习、下肢力量练习、躯干力量练习。

三、注意事项

（1）遵照医嘱，决定练习者是否适合进行水中运动康复训练。

（2）一天中的凌晨到上午 9 点为心血管疾病发生率最高时段。因此，练习者在上午 9 点后、下午或晚饭一小时后训练较为合适。

（3）心血管疾病人群会经常服用很多不同的药物，其中一些药物可能会降低最高心率。另外，有相关研究发现，在水中运动时最高心率比跑步机上测得的最高心率低 18 次/分。因此，在确定运动强度时，最高心率的推算不能采用（220－年龄）的方法。

（4）训练开始时，要慢慢下水，让机体有一个适应水温的过程。水温不应过低，否则容易导致血管收缩过度，血压升高，造成心肌局部缺血现象。

（5）一旦感觉不适，如胸闷、心前区痛等，应立即停止运动，即使服药并就医。

练习题

1. 指导患有心血管疾病人群进行水中运动康复锻炼时，需要注意哪些事项？

2. 试述为什么心脏病患者可以进行低强度的水中锻炼？

第九章

糖尿病人群水中运动康复训练指南

学习目标 ●···

● 初步认识糖尿病。

● 了解糖尿病人群水中训练的作用。

● 初步掌握制订肥胖症人群水中运动康复训练计划的能力,以及组织与
  指导训练的能力。

第一节 | 糖 尿 病 介 绍

糖尿病是指血液中的葡萄糖浓度长期升高的疾病。正常情况下,人体的血糖浓度保持在适中的水平。当体内血糖浓度下降时,胰岛分泌胰高血糖素刺激肝脏释放更多的葡萄糖,从而使血糖浓度恢复到正常水平。当体内血糖升高时,胰岛分泌胰岛素,胰岛素与不同组织上的胰岛素受体相结合,加速机体对糖的吸收或储存利用,进而使血糖浓度降至正常水平。

糖尿病影响着人们的正常生活,具有治疗周期长、难以完全治愈的特点,因此在日常生活中需要长期吃药治疗,这会对患者造成严重的心理负担,易产生焦虑、抑郁等不良情绪。美国糖尿病学会临床实验研究表明,进行规律且合理的运动训练可以改善糖尿病患者的身体状况并且能够帮助其抑制病情,同时还能对机体代谢进行干预,预防代谢紊乱并降低慢性病并发症的发生率。

(一)1型糖尿病

1型糖尿病主要发生于青少年,其胰岛素分泌缺乏,必须依赖胰岛素治疗维持

生命,发病急且症状较明显。1型糖尿病的治疗一般通过胰岛素、饮食和运动三者结合的方式。1型糖尿病患者占糖尿病患者总人数的5%～10%。

（二）2型糖尿病

糖尿病患者中大约有90%属于此类型,其胰岛素的分泌量并不低甚至还偏高,病因主要是由于机体对胰岛素不敏感。通常发生于中老年人,这类患者通常伴有高血压、高血脂。据流行病相关研究表明,2型糖尿病与缺乏运动、肥胖有关。与1型糖尿病不同,2型糖尿病患者无须在运动一开始就监测血糖浓度,其运动的主要目的是减轻体重同时控制血糖。运动与饮食相结合可以减少2型糖尿病患者对胰岛素或降糖药物的需求。研究表明,结合抗阻训练可以有效调整2型糖尿病患者空腹血糖和糖化血红蛋白的水平,且对降低低密度脂蛋白和甘油三酯也有一定效果。

（三）妊娠期糖尿病

妊娠期糖尿病是妊娠期最常见的一种代谢异常性疾病。近年来运动疗法在妊娠期糖尿病中的作用越来越受到重视,妊娠前及妊娠期进行合理的运动可以有效控制孕妇体重,减轻心血管系统负担,降低血压,提高孕妇的氧储备。运动形式的选择应考虑安全、舒适等因素,妊娠晚期的孕妇更适合选择无负重的运动形式。目前,关于妊娠期间的运动形式、强度、持续时间以及运动期间如何有效进行胎儿监护仍有争议。

（四）其他特殊起源的糖尿病

这部分糖尿病起源有遗传和药物导致,因为这部分原因导致糖尿病的比例较少,且临床研究资料较少,所以本书不详细介绍。

第二节 | 水中训练的作用

1型和2型糖尿病患者参加康复训练的目的有所不同。1型糖尿病患者的主要目标是促进心血管健康、提高体适能,而2型糖尿病患者的主要目标是健康地控制体重和改善糖清除速率。

糖尿病患者运动前如果注射胰岛素不足,运动中肌肉对葡萄糖的利用率会有提高,但肝脏释放葡萄糖水平依然较高,这样就会导致高血糖症的发生。另外一种情况是运动前注射了过多的胰岛素,那么运动中肌肉对血糖的利用率大于肝脏葡萄糖的释放率,结果导致血糖过低,这也是非常危险的一种情况。因此,康复教练员在制订及实施康复计划时,应监测患者运动前、运动中和运动后的血糖浓度,以此为根据调整运动强度、持续时间。

糖尿病患者的训练应以中等强度有氧为主,辅以肌肉抗阻力量练习,以达到消耗血糖、提高胰岛素受体敏感性的目的。

有氧运动是治疗糖尿病等代谢疾病最有效的运动方式。其中,游泳是一项很好的训练项目。因为 2 型糖尿病患者多伴有肥胖,又以向心性肥胖居多,此类人群进行游泳训练的效果要好于跑步。这是因为游泳时一般水温低于体温,除了运动功能需要一部分热量,身体为了维持体温,需要消耗比陆地上更多能量。虽然两者都是全身性的有氧运动,但是与健身跑相比,游泳对全身脂肪的重新分布及降低腹部肥胖有更好的效果。同时,糖尿病患者一般体重较大,跑步容易造成关节和软组织损伤,而水的浮力减轻了关节和韧带的负担。

有氧运动可以有效改善代谢紊乱的情况,但在糖耐量和血糖控制等方面并没有显著的效果,因而需要进行适量的无氧运动,通过无氧运动能够使患者肌肉得到加强,从而更好地控制糖分。

第三节 | 水中训练建议

一、有氧运动

(1) 频率:每周 3～7 天。

(2) 强度:40%～60%最大摄氧量,或 60%～85%最大摄氧量。

(3) 时间:每周累计 150 分钟的 40%～60%最大摄氧量运动;或者 75 分钟的 60%～85%最大摄氧量运动。

(4) 方式:进行持续性的、有节奏、动员大肌肉群的运动。

二、力量练习

(1) 频率:每周 3～5 天。

(2) 强度:进行至少 8～10 种不同动作的练习,10～15 次/组,1～3 组/天。

(3) 方式:上肢力量练习、下肢力量练习、躯干力量练习。

三、注意事项

(1) 血糖大于 300 mg/dL,则应延迟运动,等其下降至 250 mg/dL 以下再开始进行运动。

（2）如果血糖＜80～100 mg/dL,应进食碳水化合物,运动前最佳血糖水平应为 120～180 mg/dL。

（3）注意补充水分,1 型糖尿病患者随时携带一些食物。

（4）视网膜病在糖尿病患者中较常见,此类人群要避免潜水、跳水。

（5）早餐结束 1～2 小时后,是康复训练的最佳时间。此时运动可以帮助降低血糖。傍晚之后较晚进行运动,会增加夜间血糖量低的风险。一般来说,不提倡糖尿病患者空腹时进行训练。

（6）不要单独运动,最好进行有组织的集体练习,以免发生意外。

（7）如果出现气喘、眩晕等不良反应,需要及时停止运动并主动咨询医生。

（8）妊娠期糖尿病患者如有先兆早产、严重的心血管疾病、限制性肺病、宫颈机能不全、有早产风险的多胎妊娠、妊娠中晚期持续阴道出血、孕 26 周后胎盘前置状态、妊娠期高血压疾病及子痫前期等情况,禁止进行水中康复训练。

练习题

1. 尝试制订一份适合 2 型糖尿病患者的水中运动康复训练计划。

2. 指导患有糖尿病人群进行水中运动康复锻炼时,需要注意哪些事项?

第十章

神经系统疾病人群水中运动康复训练指南

学习目标 ●‧‧

● 初步认识神经系统疾病。

● 了解神经系统疾病人群水中训练的作用。

● 初步掌握制订神经系统疾病人群水中运动康复训练计划的方法,以及 组织与指导训练的能力。

● 体会行动不便人群运动时的感受,培养关心他人的品质。

第一节 | 神经系统疾病介绍

　　神经系统疾病是临床上的常见病和多发病,神经系统疾病是指中枢神经、脑与脊髓的血管、脑神经、周围神经、肌肉某一项或多项有异常导致的疾病。不同部位的损伤,会导致不同的症状。比如,中枢神经受损会形成瘫痪;脑神经受损会形成某一感觉功能障碍;肌肉病变会导致肌肉萎缩。又比如,不同部位病损导致的瘫痪,其肌肉状态是不同的,有些是肌肉高度紧张,有些是肌肉无力。

　　神经系统疾病多伴有不同程度的功能障碍,包括运动功能障碍、感觉功能障碍、情感认知障碍、言语和语言障碍、吞咽障碍、排泄障碍及心肺功能障碍等。神经的可塑性和大脑功能重组是神经损伤后功能恢复的基础。研究表明,成年大脑终生都具有重塑和功能重组的能力,经过训练和改变外界环境,通过邻近代偿、轴突芽生、突触功能重建、神经干细胞激活、神经生物活性因子释放及潜伏通路启用、网络重建等可使功能得到恢复。中枢和外周神经系统的损伤或疾病会导致各种原发性运动功能障碍,并且原发病损(例如瘫痪、痉挛状态)常常会导致二次运动功能障碍,这种障碍不是神经系统损伤导致的,而是随时间发展所导致的。例如,脊髓损伤的直接结果是瘫痪,随着时间推移,患者会出现关节出现僵硬和活动范围受限,进而导致步行、取物等日常生活活动能力受限。

水环境的特性为患者动作尝试、力量训练和功能活动练习提供了更安全的保障,水的浮力也使康复教练员更容易辅助患者,完成不同形式和方法的康复训练。目前,水中康复训练与研究主要涉及的疾病包括大脑病损、脊髓病损、周围神经病损等导致的肌肉状态异样。越来越多的实践与研究表明,水中康复训练是治疗神经系统疾病的有效康复方法之一。本章主要介绍水中康复训练对患者运动功能的作用。

一、肌力

脑血管疾病、脑瘫、小脑障碍等中枢神经系统障碍导致的偏瘫或四肢瘫等,由于卧床时间较长,不活动或较少活动,导致肌力明显下降。脑卒中患者发病初期的迟缓阶段即表现为患侧肌肉明显的肌肉松弛,肌力下降。因此,肌力是评估恢复情况的一项重要指标。

肌力是指肌肉的力量和肌肉的耐力。肌肉的力量是指肌肉收缩所产生的力量,是人体维持姿势和完成动作即一切生理活动所必需的。肌肉耐力是指肌肉重复收缩时的耐疲劳能力。肌肉没有耐力则容易疲劳,不能持续某一姿势或活动。肌力分级依据受试肌肉收缩时产生的肌肉活动、带动的关节活动范围、抵抗重力和阻力的情况将测试的肌肉力量分为 0、1、2、3、4、5 级(表 10-1)。

表 10-1　肌力分级表

级别	检查所见
0 级	不能触及肌肉的收缩
1 级	可触及肌肉的收缩,但不能引起关节的活动
2 级	解除重力的影响,可以完成全关节活动范围的运动
3 级	不施加阻力,能抗肢体重力,完成全关节活动范围的运动
4 级	能抗重力及中等度阻力,完成全关节活动范围的运动
5 级	能抗重力及最大阻力,完成全关节活动范围的运动

二、肌张力

肌张力是指肌肉组织在静息状态下的一种不随意的、持续的、微小的收缩。正常肌张力有赖于完整的外周和中枢神经系统调节机制以及肌肉本身的特性,如收缩能力、弹性、延展性等。

1. 正常肌张力的特征

(1) 近端关节可以进行有效的周围主动肌和拮抗肌同时收缩,使关节固定。

(2) 具有完全抵抗肢体重力和外来阻力的运动能力。

(3) 将肢体被动地置于空间某位置,突然松手时,肢体有保持该姿势不变的能力。

(4) 能够维持主动肌和拮抗肌之间的平衡。

(5) 具有随意使肢体由固定到运动和在运动过程中转换为固定姿势的能力。

(6) 需要时,具有选择性完成某肌群协同运动或某一肌肉独立运动的能力。

(7) 被动运动时,具有一定的弹性和轻度的抵抗感。

2. 正常肌张力的分类

根据身体所处的不同状态,正常肌张力可分为静止性肌张力、姿势性肌张力、运动性肌张力。

(1) 静止性肌张力:可在肢体静息状态下,通过观察肌肉外观、触摸肌肉的硬度、被动牵伸运动时肢体活动受限的程度及其阻力来判断。如正常情况下的坐、站时能维持正常肌张力的特征。

(2) 姿势性肌张力:可在患者变换各种姿势的过程中,通过观察肌肉的阻力和肌肉的调整状态来判断。如正常情况下能协调地完成翻身、从坐到站等动作。

(3) 运动性肌张力:可在患者完成某一动作的过程中,通过检查相应关节的被动运动阻力来判断。如做上肢前臂的被动屈曲、伸展运动,正常情况下能感觉一定的弹性和轻度的抵抗感。

3. 异常肌张力

肌张力的水平可由于神经系统的损害而增高或降低。根据患者肌张力与正常肌张力水平的比较,可将肌张力异常分为:肌张力增高、肌张力低下和肌张力障碍。

(1) 肌张力增高:指肌张力高于正常静息水平。肌张力增高时患者肌肉会出现痉挛和僵硬的状态。

(2) 肌张力低下:指肌张力低于正常静息水平,对关节进行被动运动时感觉阻力消失的状态。此时肌肉弛缓、牵张反射减弱、触诊肌腹柔软,肌肉处于特有的抵抗减弱的状态。肌张力弛缓时,运动的整体功能受损,常伴有肢体麻痹或瘫痪,深腱反射消失或缺乏,被动关节活动范围扩大。

(3)肌张力障碍:是一种以张力损害、持续的和扭曲的不自主运动为特征的运动功能亢进性障碍。肌肉收缩可快或慢,且表现为重复、模式化(扭曲)。张力以不可预料的形式由低到高变动。其中张力障碍性姿态为持续扭曲畸形,可持续数分钟或更久。

4. 影响肌张力的因素

(1)体位和肢体位置与牵张反射的相互作用,不良的姿势和肢体位置可使肌张力增高。

(2)中枢神经系统的状态。

(3)紧张和焦虑等心理因素,不良的心理状态可使肌张力增高。

(4)患者对运动的主观作用。

(5)合并问题的存在,如尿路结石、感染、膀胱充盈、便秘、压疮、静脉血栓、疼痛、局部肢体受压及挛缩等可使肌张力增高。

(6)患者的整体健康水平,发热、感染、代谢和/或电解质紊乱也可影响肌张力。

(7)药物。

(8)环境温度等。

肌力分级目前对痉挛的评定多采用改良的 Ashworth 分级(Modified Ashworth Scale,MAS),分级标准见表10-2。

表 10-2 肌张力分级表

级别	检查所见
0	无肌张力的增加
I	肌张力轻度增加:受累部分被动屈伸时,在关节活动范围之末呈现最小的阻力或出现突然卡顿
I+	肌张力轻度增加:在关节活动范围的后 50% 范围内出现突然卡住,然后出现较小的阻力
II	肌张力明显增加:在关节活动范围的大部分范围内,肌张力均较明显地增加,但受累部分仍能比较容易地进行被动运动
III	肌张力严重增高:被动运动困难
IV	受累部分被动屈伸时呈现僵直状态而不能完成被动运动

三、平衡力

平衡是指身体处于一种姿势状态,并能在运动或受到外力作用时自动调整并维持姿势的一种能力。平衡力是评估患者康复情况的又一项指标。平衡按体位分类,可分为坐位和站立位。平衡按运动状态分类,可分为静态平衡和动态平衡。

静态平衡,又称一级平衡,指的是人体或人体某部位处于某种特定的姿势,例如坐或站时保持稳定的状态。

动态平衡:①自动态平衡,又称二级平衡,指的是人体在进行各种自主运动,例如由坐到站或由站到坐等各种姿势间的转换运动时,能重新获得稳定状态的能力;②他动态平衡,又称三级平衡,指的是人体对外界干扰,如推、拉等产生反应、恢复稳定状态的能力。

第二节 | 水中训练的作用

当水深至患者 C7 水平、剑突、髂前上棘水平时,人体下肢承受的重力分别是体重的 15%、29%、43%。体重的减轻降低了患者下肢部分肌群的收缩负荷、能量消耗及地面对关节的冲击力,使运动不方便人群也能开展运动训练,从而获得有益的生理反应。水中运动的阻力主要由肢体运动速度、运动方向及水流速度所产生,改变上述条件可调节水中运动的强度。

国内研究显示,传统康复锻炼可以有效改善患者双下肢的感觉及运动功能。如与水中步行相结合,可最大限度地恢复和重建瘫痪肢体的功能,提高患者的下肢运动能力。以脊髓损伤患者为例,水中锻炼可以使肌肉放松并减轻痉挛和疼痛。随着无痛的活动范围的增加,有利于延长锻炼时间,增加肌肉力量,改善平衡及协调功能。水中运动时产生的气泡和涡流作用于皮肤表面,还会产生一种微细按摩的刺激,可以改善血液循环。

行动不便人群,在人生中会碰到很多困难和挫折,他们更需要有一个能宣泄或处理消极情绪的地方。水中运动康复训练内容可以设计一些对水的任意拍、打、推等动作,提供练习者一个舒缓情绪、解压的场合。

(一) 改善肌力

通过对肌肉力量进行训练,可以使患者的肌肉的形态结构及功能发生适应性的变化。比如,可以使肌肉体积增大、肌纤维增粗、肌肉的功能系统处于良性运作状态等。

（二）改善肌张力

肌肉放松训练可以降低患者肌肉张力,改善关节活动范围,同时可以减缓进一步功能障碍的发生,常用于中枢神经系统损伤的康复治疗。

（三）提高平衡能力

在水中进行康复训练,患者即便摔倒也不会造成擦伤皮肤、软组织挫伤或者骨折。当患者意识到自己在一个安全的运动环境中,有利于激发其尝试运动的勇气和信心。

（四）增加自信

肢体不便者在陆地上往往不能依靠自己的力量来完成很多动作。然而,只要他们掌握一些基本的游泳技能,水的浮力便可以让他们在水中自由活动。这种通过自身努力而带来的成就感可以增加自信。

康复教练员、同伴及家人的肯定,也能增加患者的自信心。提高自信心是衡量康复效果重要的指标之一。

（五）放松情感

在接近无重力的状态下,人很容易放松,有助自律神经保持平衡。在水温较高的泳池中进行训练不仅可以缓解患者的疼痛,而且有利于进一步使患者的身心得到放松。

康复训练过程中,患者与同伴、教练员等沟通交流,也有利于抒发情感,放松心情,减轻精神的压抑感。

第三节 | 水中训练建议

肢体不自由者一般在日常生活中缺乏运动,各关节活动度小,肌肉力量和心肺功能都比较弱,建议从放松练习、拉伸练习开始训练。随着身体机能的提高,可适量增加一些低强度的有氧练习和低强度的力量练习。

一、提高肌力的训练建议

根据患者肌力等级情况选择合适的训练方式。常见的水中肌力训练有以下三种方法。

1. 助力训练

肢体借助浮力作用完成与浮力方向一致的活动,适用于肌力 1 级的患者。

2. 浮力支持训练

肢体利用浮力克服重力,进行水平方向的运动,适用于肌力为 2 级的患者。

3. 抗阻训练

肢体运动方向与浮力方向相反,或运动速度较快时,浮力和水的阻力就成为运动阻力。抗阻训练适合肌力 3～4 级的患者练习。可以通过增加运动速率或在肢体增减附加物以增加或减少肢体对抗水流的面积,从而增大或减小阻力。

二、改善肌张力的训练建议

可以采用利用浮力或器械的牵拉训练。肌肉的放松训练可采取仰卧位、水中站立位、水中步行训练。

三、改善平衡能力的训练建议

(一) 坐位平衡训练

坐位平衡训练主要包括长坐位平衡训练和端坐位平衡训练,前者多适用于截瘫患者,后者多适用于偏瘫患者。

1. 长坐位平衡训练

临床中患者会根据自身的残疾情况而选用最舒适的坐姿。一般来说截瘫患者多采用长坐位进行平衡功能训练。

2. 端坐位平衡训练

偏瘫患者多采用端坐位平衡训练。患者能很好地保持端坐位平衡,才能进行站立位的平衡训练,为步行做好准备。

(二) 站立位平衡训练

患者的坐位平衡改善后,就可以在水中进行站立位平衡训练。无论是偏瘫、截瘫还是其他情况引起的平衡功能障碍,进行站立位平衡训练,都是为步行做好准备,并最终达到完成步行的目的。

(三) 平衡训练的原则

1. 支撑面积由大变小

训练时支撑面积逐渐由大变小,即从最稳定的体位逐步过渡到最不稳定的体位。开始时可以在支撑面积较大或使用辅助器具较多的体位进行训练,当患者的稳定性提高后,则减小支撑面积或减少辅助器具的使用。

2. 身体重心由低到高

可采取先是卧位的训练,然后逐渐过渡到坐位,到手膝位、双膝跪位,再进展至立位等。身体的重心随着训练体位的改变逐渐提高,平衡训练的难度也将逐步加大。

3. 从静态平衡到动态平衡

首先,恢复患者保持静态平衡的能力,即能独自在水中坐立或独自站立。当患者具有良好的静态平衡能力之后,再训练动态平衡。动态平衡锻炼时,先锻炼他动态平衡,即当患者能保持独自坐或独自站立时,治疗人员从前面、后面、侧面或在对角线的方向,上推或拉患者,将患者被动地向各个方向推动,使其失去静态平衡的状态,以诱发其平衡反应,然后让患者回到平衡的位置上。当患者对他动态平衡有较好的反应后,锻炼自动态平衡。让患者在坐位和站立位上完成各种主动或功能性活动,活动范围由小到大。

4. 逐渐增加训练的复杂性

在平衡训练中,可以先做一些简单的坐位的平衡训练,逐渐过渡到站立位的平衡训练。在站立位平衡训练中,可以先进行双下肢站立的平衡训练,再进行单侧下肢的平衡训练。也可以开始时先告诉患者在治疗师推动的时候保持平衡,然后在患者不注意的情况下突然发力推动患者,并要求其继续保持平衡。

5. 从睁眼到闭眼

视觉对平衡功能有补偿作用,因而开始训练时可在睁眼状态下进行,当平衡功能改善后,可增加训练难度,在闭眼状态下进行。

● 频率:每周 2～4 天。

● 强度:20%～60%的最大摄氧量。

● 时间:从 20 分钟开始,逐渐增加到至少 30 分钟,最多 45～60 分钟。

四、注意事项

(1)遵照医嘱,决定练习者是否能够进行水中锻炼。

(2)两条腿都麻痹的人大多数使用轮椅车,所以心肺机能水平较低,水中运动康复训练时要注意控制好运动负荷,重视运动后的疲劳恢复。

(3)根据康复训练的不同需求设置水温,如为了松弛痉挛或挛缩肌群可以采用 36～39 ℃的水温;如仅为了机体运动,并希望较长时间活动,则水温宜在 32～34 ℃。

（4）静水压有利尿的作用，须在训练前排空膀胱，以保持水的清洁；排便功能有障碍者不能进入泳池。

（5）康复教练员在指导训练时要及时表扬和鼓励练习者，增强其信心。

练习题

1. 可以从哪些方面改善神经系统疾病人群的运动能力？

2. 指导患有常见神经系统疾病人群进行水中运动康复训练时，有哪些注意事项？

主要参考文献

蔡燕,张红,2017.居家慢性心力衰竭患者的护理运动康复效果观察[J].心血管康复医学杂志,26(1):112-115.

陈汉英,杨翠珍,黄穗,2009.儿童支气管哮喘运动前后肺功能的观察[J].中国医学创新,6(22):36-37.

上海市学习型社会建设与终身教育促进委员会办公室,2015.老年人常见慢性病运动康复指导[M].北京:科学出版社.

陈佩杰,王人卫,张春华,等,2013.健康体适能评定理论与方法[M].上海:上海教育出版社.

程波利,黄英,2014.运动在儿童哮喘管理中的作用[J].南方医科大学学报,34(1):75-78.

张维杰,吴军,2019.物理因子治疗技术.北京:人民卫生出版社.

崔尧,丛芳,金龙,2013.Halliwick理念及其在水疗康复中的应用[J].中国康复理论与实践,19(3):239-245.

丁葆丽,麻淑清,朱迎九,等,2005.水疗在脊髓损伤患者康复治疗中的应用[J].中国康复理论与实践,11(10):862-863.

黄天志,2018.康复运动治疗心绞痛的疗效及其对心脏自主神经功能、IL-6、BNP水平的影响[J].心血管康复医学杂志,27(6):624-628.

康海琼,周红俊,刘根林,等,2019.脊髓损伤神经学分类国际标准检查表2019版最新修订及解读[J].中国康复理论与实践,25(8):983-985.

孔久春,2014.老年2型糖尿病运动治疗中运动强度的选择[J].中国临床康复,7(15):2240-2241.

李建平,何留民,吴武田,2022.脊髓损伤的病理改变及修复策略[J].中国科学:生命科学,10:1472-1483.

李志刚,徐琼,2015.中度有氧运动对慢性心力衰竭患者的影响[J].中西医结合心脑血管病杂志,13(13):1538-1539.

刘春燕,2004.肥胖症的分类、诊断和鉴别诊断[J].医师进修杂志,27(15):3-5.

美国脊柱损伤协会,2013.脊髓损伤神经学分类国际标准[M].周谋望,陈仲强,
　　刘楠,译.北京:人民卫生出版社.

美国运动医学学会,2019.ACSM运动测试与运动处方指南[M].第十版.王正珍,
　　译.北京:北京体育大学出版社.

潘黎君,彭梦思,黄卫,等,2019.水中运动训练治疗腰痛的研究进展[J].中国康复
　　医学杂志,34(7):845-850.

上官文姬,沈惠风,2009.支气管哮喘免疫学发病机制的研究进展[J].上海交通大
　　学学报(医学版),29(5):602-606.

沈静,黄文军,钮黎剑,等,2021.运动康复治疗在心血管疾病中的机制研究[J].实
　　用临床医药杂志,25(15):124-127.

王书臣,2005.老年高血压防治与调养[M].北京:科学技术文献出版社.

王宪衍,2013.高血压[M].第2版.北京:中国医药科技出版社.

王玉龙,2018.康复功能评定学[M].第3版.北京:人民卫生出版社.

吴晓光,赵琳,黄涛,2016.麦肯基疗法治疗下腰痛的研究进展[J].中国医药导报,
　　13(33):52-55.

薛桂月,陈青云,李霞,等,2009.糖尿病量化运动处方的制定和实施[J].体育科技,
　　30(4):45-49,54.

杨静宜,徐俊华,2008.运动处方[M].北京:高等教育出版社.

野村武南,2002.水中健身运动[M].章耀远,译.北京:人民体育出版社.

游泳运动教程编写组,2016.游泳运动教程[M].北京:北京体育大学出版社.

于瑞英,张雯,李莉,2017.老年慢性心力衰竭患者康复运动对日常生活能力的影响
　　[J].心血管康复医学杂志,26(1):27-30.

张珊,杨晓巍,刘效磊,等,2016.运动健康管理2型糖尿病基层防治研究进展[J].
　　中国预防医学杂志,10:772-775.

中华人民共和国卫生部疾病控制司,2016.中国成人超重和肥胖症预防控制指南
　　[M].北京:人民卫生出版社.

中华医学会呼吸病学分会哮喘学组,2020.支气管哮喘防治指南(2020年版)[J].
　　中华结核和呼吸杂志,43(12):1023-1048.

中华医学会内分泌学分会肥胖学组,2011.中国成人肥胖症防治专家共识[J].中华
　　内分泌代谢杂志,27(9):711-717.

周新,张旻,2021.中国支气管哮喘防治指南(2020年版)解读[J].诊断学理论与

实践,20(2):138-141.

Lidija Dimitrijević, Marko Aleksandrović, Dejan Madić, et al., 2012. The effect of aquatic intervention on the gross motor function and aquatic skills in children with cerebral palsy[J]. J Hum Kinet, 32: 167-174.

Federico Balagué, Anne F Mannion, Ferran Pellisé, et al., 2007. Clinical update: low back pain[J]. Lancet, 369(9563):726-728.

Getz M, Hutzler Y, Vermeer A, 2006. The relationship between aquatic independence and gross motor function in children with neuro-motor impairments[J]. Adapt Phys Activ Q, 23(4): 339-355.

Hall J, Swinkels A, Briddon J, et al., 2008. Does aquatic exercise relieve pain in adults with neurologic or musculoskeletal disease? A systematic review and meta-analysis of randomized controlled trials.[J]. Archives of Physical Medicine & Rehabilitation, 89(5):873-883.

R L Wilber, R J Moffatt, B E Scott, et al., 1996. Influence of water run training on the maintenance of aerobic performance[J]. Medicine and Science in Sport and Exercise,28(8):1056-1062.